EXPLANTE, EXPLANTE MEU

MARIANA FORTTI

EXPLANTE, EXPLANTE MEU

A DOENÇA DO SILICONE E A NECESSÁRIA JORNADA DE AUTOACEITAÇÃO

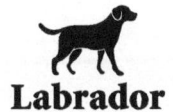

© Mariana Fortti, 2023
Todos os direitos desta edição reservados à Editora Labrador

Coordenação editorial PAMELA OLIVEIRA
Assistência editorial LETICIA OLIVEIRA, JAQUELINE CORRÊA
Projeto gráfico, diagramação e capa AMANDA CHAGAS
Preparação de texto LIGIA ALVES
Revisão LÍVIA LISBÔA
Ilustrações PRISCILA SISSI
Imagens de capa GERADAS EM PROMPT MIDJOURNEY POR AMANDA CHAGAS

Dados Internacionais de Catalogação na Publicação (CIP)
Jéssica de Oliveira Molinari – CRB-8/9852

Fortti, Mariana
  Explante, explante meu : a doença do silicone e a necessária jornada de autoaceitação / Mariana Fortti.
  São Paulo : Labrador, 2023. 160 p.

  ISBN 978-65-5625-437-1

  1. Mamas – Cirurgia – Pacientes – Autoajuda 2. Implantes artificiais – Complicações e sequelas – Obras populares I. Título

23-4917   CDD 362.19795

Índice para catálogo sistemático:
1. Mamas – Cirurgia – Pacientes – Autoajuda

1ª reimpressão – 2024

Labrador
Diretor geral DANIEL PINSKY
Rua Dr. José Elias, 520, sala 1
Alto da Lapa | 05083-030 | São Paulo | SP
contato@editoralabrador.com.br | (11) 3641-7446
editoralabrador.com.br

A reprodução de qualquer parte desta obra é ilegal e configura uma apropriação indevida dos direitos intelectuais e patrimoniais da autora. A editora não é responsável pelo conteúdo deste livro. A autora conhece os fatos narrados, pelos quais é responsável, assim como se responsabiliza pelos juízos emitidos.

AGRADECIMENTOS

Eu dedico este livro primeiramente ao meu marido, Murilo. Obrigada, meu amor, não só por me apoiar, mas por acreditar que eu seria capaz de vencer essa jornada. Obrigada pela coragem de ter vivido essa experiência comigo. Obrigada pela força que teve para carregar um mundo nas costas, não só enquanto eu me preparava para viver tudo isso, mas, principalmente, enquanto eu estava debilitada e juntando forças para me levantar. Obrigada por me amar acima de qualquer coisa. Eu te amo demais, demais.

Em seguida, dedico este livro à minha mãe, Ligia.

Mãe, você sempre foi e sempre será o maior exemplo de força e fé que eu tenho. Obrigada por me ouvir, por acreditar em mim, por se permitir aprender e entender a verdade, por me dar a mão e nunca, nunca soltar. Obrigada pelos inúmeros sacrifícios que você faz por mim e pela nossa família. Eu amo você e não teria força nem coragem para viver tudo isso se não fosse com você ao meu lado.

Por fim, também quero dedicar este livro às duas profissionais que me deram a mão e me conduziram por todo esse processo. E que, mesmo depois dele, ainda não a soltaram.

Dra. Fabiana Catherino, minha cirurgiã.

Fabi, eu já te disse, mas vou repetir e deixar isso registrado neste livro. Antes de ser a doutora impecável que é, você é humana. Você é mulher! Desde o nosso primeiro encontro, você não se preocupou somente em cuidar da minha saúde.

Você se preocupou também em cuidar do meu coração e da minha mente. Você viveu tudo isso na pele. E por isso você é única. Ouso dizer que você é a melhor profissional do mundo para quem decide passar pela experiência do explante. Você me ensinou muito do que eu escrevi aqui, e eu serei eternamente grata pelo que você fez e pela forma como fez.

Dra. Paula Nunes, minha psicoterapeuta querida.

Doutora, você me acompanha há anos e me conduziu de maneira extremamente carinhosa e paciente, para que eu conseguisse processar e enxergar tanta coisa que coloquei aqui neste livro. Pode parecer pouco, mas, de fato, mudou minha vida e acredito que possa mudar ou melhorar a vida de muitas mulheres. Obrigada por tanto. Mesmo.

SUMÁRIO

Prefácio —— 9

Introdução —— 11

PARTE 1
Um longo caminho até o grande dia —— 21

CAPÍTULO UM
Só mais uma (clássica) festa universitária —— 23

CAPÍTULO DOIS
Um corpo que pede socorro —— 30

CAPÍTULO TRÊS
De cabeça para baixo —— 33

CAPÍTULO QUATRO
Esbarrando em algo bom —— 41

CAPÍTULO CINCO
Daqui pra frente —— 46

CAPÍTULO SEIS
Uma pequena semente em terra seca —— 49

CAPÍTULO SETE
Preparada para a cirurgia —— 52

CAPÍTULO OITO
Nova eu, mas não eu — de novo —— 54

CAPÍTULO NOVE
Injeções de esquecimento —— 57

CAPÍTULO DEZ
A montanha-russa dos anos que se passaram — 60

CAPÍTULO ONZE
Ligando os pontos — 66

CAPÍTULO DOZE
Por trás de uma indústria comandada por homens — 75

CAPÍTULO TREZE
Às vezes, o perdão é como um homem em guerra — 82

CAPÍTULO CATORZE
Preparando-me para a cirurgia, novamente — 89

CAPÍTULO QUINZE
Um convite ao mistério, por ora — 92

CAPÍTULO DEZESSEIS
Uma boa música para cantar em frente ao espelho — 101

PARTE 2
Uma nova vida, digamos assim — 105

CAPÍTULO DEZESSETE
Um turbilhão — 107

CAPÍTULO DEZOITO
Enfim, o respiro — 117

CAPÍTULO DEZENOVE
Um descanso desafiador, porém feliz — 124

CAPÍTULO VINTE
Reconhecendo a parte feia do processo — 129

CAPÍTULO VINTE E UM
Uma boa e velha história — 139

CAPÍTULO VINTE E DOIS
A força de ser quem somos — 149

CAPÍTULO VINTE E TRÊS
O tempo é amigo na busca por si mesmo — 154

PREFÁCIO

Carta à Mari,

Explante, explante meu não é apenas um livro com uma narrativa pessoal.

Falar de temas difíceis, expor sua história, seus medos e se permitir esse discurso abre portas para incontáveis mulheres que irão se encorajar.

Implantes de silicone passaram a ser algo tão comum que, por um momento, é estranho que alguém pense em procedimentos estéticos nas mamas sem eles.

Percebo a necessidade de conscientizar as pessoas no sentido contrário ao julgamento do arquétipo preconceituoso imposto à beleza feminina. Universalizar a informação e deixar claro que mamas belas não dependem de volume, não dependem de próteses.

Por vezes me reconheço nas suas falas, relembrei o caminho que percorri e como vivenciei muitas das suas sensações anos atrás. Ser explantada após uma jornada de problemas de saúde me permitiu experimentar a armadura que tenta nos proteger de tantas inseguranças quando lidamos com a *Breast Implant Illness* (termo que engloba as doenças relacionadas aos implantes de silicone nas mamas).

Sua trajetória foi intensa, um processo de aprendizado e amadurecimento incríveis. E como está sendo precioso viver essa história junto com você!

Você me escolheu para fazer parte de uma decisão difícil, talvez uma das mais difíceis e desafiadoras que teve que experimentar na sua vida.

Mesmo cogitando que os implantes estivessem te trazendo problemas de saúde, foi necessário atravessar quem a Mari é, lidar com receios, desenterrar sentimentos e traumas, entender o propósito.

Sua história vai beneficiar muitas mulheres. O abuso que uma mulher sofre, não só pelo machismo, mas pelo psicológico, físico, moral e pela busca incessante de ser aceita, permite a submissão de manipulações sem pensar.

A decisão que foi tomada tempos atrás pela colocação dos implantes não pode trazer culpa. Não podemos nos responsabilizar por algo que não conhecíamos. A culpa nos paralisa, os arrependimentos não. E sempre é tempo de retomar as rédeas.

Parabéns pela sua coragem. Que orgulho ver a Mari menina se transformar numa mulher mais forte e poderosa, e estar livre para voar!

Estarei com você, do início ao fim. E desejo todo sucesso com esta publicação.

Com amor e carinho,
Dra. Fabi Catherino.

INTRODUÇÃO

Em 2020, quando tive meu filho, passei a entender melhor sobre o desenvolvimento do cérebro humano e seus níveis de maturidade ao longo do tempo. O que mais me impactou durante todo o aprendizado foi saber que nosso cérebro só fica totalmente amadurecido por volta dos 25 anos. O que significa que, até lá, estamos vulneráveis a fazer escolhas erradas e agir de maneira muito precipitada.

Isso ressoa muito em mim. Não só porque tenho um filho, de quem cuido e que vai precisar da minha atenção mesmo quando eu achar que ele é um "menino crescido", mas também por causa do meu passado, por causa de todas as decisões que tomei por volta dos meus vinte anos, pensando que estava pronta para tomá-las. Eu não estava. Nós não estávamos. A maioria das meninas não está.

Espelho, espelho meu, existe alguém mais bela do que eu?

Se pararmos para pensar sobre qual é, de fato, o tema do conto da Branca de Neve, ficaremos perplexas de saber quão fúteis/vazias foram as mensagens passadas para nós, desde pequenas.

A saga é sobre quem ganha em beleza.

Já parou para pensar nisso? A principal característica da princesa nessa história é ser "a mais bela". Ou, pelo menos, estar dentro do ideal de beleza que foi estabelecido ali, de que ser bonita significa parecer uma porcelana, sem marcas, sem danos... e, de tão branca, parecer quase sem vida.

E o conto todo gira em torno disso. Que loucura... nós não sabemos como essas mensagens, temas e sagas de princesas realmente nos afetaram.

A beleza é, sim, algo divino. Somos belos. Devemos buscar o belo, nos cuidar, nos arrumar, nos amar.

Mas quem disse que ser quem somos não é ser belo? Por que nos dizem que nossas marcas e nossas particularidades não podem ser consideradas belas? E quem inventou essa história de que devemos competir pela beleza?

Este livro é um convite para entender como você completaria a frase do título. O que estaria na segunda parte dele, para você? O que você pergunta ao espelho quando se vê? O que você busca? Qual o seu foco?

Vou me explicar.

Mas, antes, preciso desabafar.

O fato de estar doente por quase dez anos me fez procurar respostas que estavam completamente escondidas dos consultórios médicos de todo o mundo. Fui a mais de dez médicos diferentes em um período de oito meses e nenhum deles soube dizer qual era o meu problema.

Alguns diziam que eu tinha lúpus. Outros, que eu estava — somente e extremamente — estressada. Alguns admitiram duvidar de que eu tivesse mesmo todos aqueles sintomas estranhos. Pensavam que eu era apenas mais uma mulher aleatória com depressão e reações psicossomáticas. Nenhum deles chegou nem perto do problema real.

Então, eu descobri sobre a tal da "doença do silicone", em 2022, sozinha, na internet. E todo o meu mundo começou a se mover em câmera lenta.

Tudo começou a fazer sentido. Os pontos estavam finalmente se conectando. Ainda assim, doía bastante descobrir tudo aquilo, após tanto tempo e, pior, por conta própria.

Afinal, eu não estava, nem estou, louca. Meu corpo é que estava gritando por socorro.

E, não... Não se tratava apenas de uma "complicação decorrente de procedimentos", que acontece raramente. É uma doença real, extremamente prejudicial, que pode afetar todas as mulheres que optam por colocar próteses de silicone em seus corpos.

A sensação de descobrir sobre a doença foi uma mistura de alívio com certo peso de ter conhecimento sobre aquilo tudo. E, de fato, geralmente há dor envolvida quando a venda cai dos nossos olhos. Deixe-me explicar.

Quando você r-e-a-l-m-e-n-t-e entende sobre a *Breast Implant Illness* (BII), sua perspectiva sobre o mundo ao redor muda de maneira radical. Não estou falando "só" sobre autoestima, mas também sobre a responsabilidade daquilo que você dissemina por aí. Sobre o poder daquilo que você propaga. Você passa a repensar até o julgamento que faz das pessoas e de si mesma. Tudo muda.

Costumo dizer que é como entrar em um buraco profundo, descobrir uma nova ótica sobre o mundo ao redor e, no final, ser grata por esse processo, essa caminhada e essa descoberta.

Durante a árdua jornada de vivenciar e digerir tudo isso, você se olha no espelho, percebe que esteve doente por anos e começa a se perguntar o motivo de ninguém falar sobre isso. Por que demorou tanto para conseguir chegar nesse nível de entendimento sobre algo tão grave e relacionado a tantas pessoas?

Você pode se culpar por tudo isso ter acontecido com você. Na verdade, você vai se culpar. É inevitável. Foi você que pagou para colocar um par de próteses dentro de si. Então, você fez isso acontecer, certo? Sua culpa.

Errado.

Você não foi informada corretamente sobre as possíveis consequências do que estava fazendo. Você foi persuadida ao erro e fez o que, na época, fazia sentido para você. E tudo bem. Muito provavelmente você é, assim como eu, mais uma vítima de um sistema que pode ser bem cruel conosco, as mulheres.

Eu sinto muito, muito mesmo. Lamento que estejamos, todas nós, enfrentando algo assim. Porém, mais do que um simples abraço, quero te dar a mão e te ajudar a encontrar a coragem de buscar algo que você merece: a libertação, em todos os sentidos.

Hoje, no Brasil, é difícil contar com o seguro-saúde para buscar a cura. Ainda existe uma "desculpa" de que o explante é um "procedimento estético". Ainda que, após um explante, a chance de nossos seios ficarem mutilados e com marcas eternas seja quase certa... Mas o convênio pode alegar que, por ser "um procedimento meramente estético", você não tem direito nem a reembolso.

Veja bem, ao escolher explantar, você escolhe a cura. Mas isso também significa escolher passar por uma cirurgia muito mais complexa e delicada do que a que fez para colocar o silicone. Você seguirá por um caminho que pede bastante tempo para recuperação, possivelmente até mesmo com o uso de dreno; também estará se arriscando a uma grande e imprevisível alteração estética, que pode não lhe agradar de primeira. Você escolherá o enorme trabalho de aprender a se reconhecer no espelho. Você só optará por tudo isso se for louca. Ou se estiver realmente doente... Como eu e muitas de nós estamos.

Então, não cabe ao convênio nos dizer que o explante é uma cirurgia estética. Não é.

Mas seguimos. Sempre; uma levantando a outra.

Uma coisa é fato: se eu soubesse dos riscos de colocar um par de silicones no meu corpo, certamente não teria feito algo tão cruel comigo mesma. Eu tinha 21 anos quando coloquei.

Eu era apenas uma menina, e é claro que ninguém me disse que aquilo poderia prejudicar, pouco a pouco, meu sistema imunológico, me fazendo perder a qualidade de vida ao longo de anos, sem perceber.

Não sei se essa história vai tocar/ressoar em alguém que não tenha Síndrome Autoimune/inflamatória Induzida por Adjuvante (ASIA). O que eu sei é que milhares de mulheres por aí precisam saber sobre isso. Precisam de uma boa dose de empatia, coragem e verdade.

E é para isso que se propõe a escrita de cada palavra aqui.

Vivemos em uma sociedade que nos diz como nosso corpo deve ser, como devemos lidar com nossos sentimentos (ou abafá-los, no caso) e como devemos alcançar a autoestima. A dor de um explante pode, sim, estar na doença de toda uma sociedade que coloca a estética acima da saúde e, quando a saúde fica comprometida, passa a ignorar ou culpar a própria estética. Lembra do que falei sobre convênios? É um ciclo cruel sem fim. Por isso eu costumo dizer que a conscientização sobre a Doença do Silicone é uma causa de todos nós, muito além de ser somente das mulheres que a têm ou tiveram. Mais do que ser uma questão de saúde pública, é também uma questão de senso comum sobre o que é natural e o que é belo. E por isso acredito que todo mundo — principalmente os homens — tem parte nessa causa.

Eu decidi abrir essa história porque sei que se alguém tivesse compartilhado esse relato comigo anos atrás, teria me poupado muita angústia e sofrimento. E a saúde de muitas mulheres ao redor do mundo pode ser poupada.

Então eu escrevi para elas, por elas. Escrevi pela verdade.

Pela força.

Pela cura (definitiva).

Pela dor e pela alegria do processo.

Pelo caos e pela beleza da descoberta.

Antes de mais nada, eu gostaria de convidá-la a caminhar comigo como eu costumo caminhar pelas minhas emoções: usando a música!

A música é um instrumento muito mais poderoso do que imaginamos. Ela pode fazer o que a maioria dos terapeutas busca fazer em longas conversas: nos guiar.

Vou explicar o que quero dizer com "guiar". Eu perdi meu pai de uma maneira trágica e precoce, quando ainda era uma menina de cinco anos. Durante anos e anos de luto, aprendi a usar a música para "cavar" a minha dor e meus medos. E assim eu aprendi a usá-la como instrumento para olhar para dentro de mim, com calma, coragem e compaixão. E, no mesmo processo do olhar para dentro de mim, eu também usava a música para me levantar e seguir em frente. Todo o choro era seguido por uma melodia ou uma letra que me fortalecesse e encorajasse.

Então, eu acredito que a música possa nos guiar em processos de cura. Ela pode nos ajudar a colocar para fora a dor, a raiva, a indignação. E pode nos ajudar a colocar para dentro o amor, a força, a esperança e o foco.

De diferentes maneiras, ao longo dos anos, a música me ajudou a trilhar muitas jornadas. Uma delas foi a jornada da dor, onde aprendi a me manter em movimento e seguir adiante.

Acredito que uma das forças da música está em nos **permitir sentir/viver**. Declarar e destravar.

Sobre isso, Peter Levine, psicoterapeuta criador de uma abordagem naturalista e neurobiológica para a cura de traumas, constatou que a melhor forma de superar as dores é não as imobilizar. Não podemos travá-las.

Vamos trazer um pouco de ciência aqui.

Levine explica que imobilizar os sentimentos é a raiz do trauma. É quando nós, de maneira emocional ou física, não permitimos a nós mesmos ou aos outros fazer o que realmente precisa ser feito para lidar com um sentimento. Isso é aplicável principalmente na criação dos nossos filhos, futuros adultos cheios de responsabilidades. O trauma pode acontecer quando não permitimos que eles — pequenos — chorem quando o que eles realmente precisam é chorar. Ou quando não permitimos que gritem quando o que eles precisam fazer para lidar com aquele novo sentimento (chamado raiva) é gritar.

É claro que não devemos permitir que as crianças batam em si mesmas e machuquem a si ou a outras pessoas. Mas, uma vez que estamos em um lugar/espaço seguro para elas viverem plenamente suas emoções, permitimos que elas se curem. É claro que devemos estar sempre por perto, para ensinar a melhor forma de administrar essas emoções. Mas primeiro precisamos permitir esse "liberar"... Para então curá-los adequadamente.

Por isso eu vejo poder na música. Ela pode ser uma boa forma de "liberar", de processar.

Como este livro é sobre processo, eu resolvi contar a minha história com a ajuda de algumas músicas que me acompanharam ao longo da jornada. Já aviso que nem todas elas são lindos louvores. Mas todas me ajudaram a entender sentimentos, processar emoções e encontrar forças para o caminho de volta.

Por fim, devo alertar: a primeira parte do livro é a parte doída. É uma parte que pode assustar e chocar. Mas é uma parte que não posso esconder, apesar de ter muita vontade de fazer isso.

Ela é a verdade das coisas que aconteceram. E, por mais caótica que seja, é apenas isso: a verdade. Eu decidi não a esconder porque, sem ela, a história não seria real.

Mais do que isso, decidi começar o livro com ela porque, para encarar a jornada do explante, é preciso primeiro encarar a parte feia e dolorida das nossas histórias. Foi somente dessa forma que eu pude caminhar em direção à cura da minha alma.

Não desista nem pare na metade! O "suco" deste livro está no final, então... vença a arrebentação da primeira parte.

Já peço perdão se você sentir que essa parte é feia, melancólica ou dramática demais – ou que as fotos são fortes demais.

Aliás, se pararmos para pensar, a própria Bíblia nos prova que a realidade não deve ser escondida. Já leu o Antigo Testamento? E várias partes do Novo, como na história de Paulo, por exemplo. A Bíblia nos prova o tanto de caos que temos neste mundo. Jesus nos avisou que teríamos aflições... O livro de Apocalipse nos conta a que ponto esse caos pode chegar. E, se Deus escolheu nos mostrar que, de fato, a história da humanidade é caótica, por que não permitimos nem aceitamos que a nossa também seja? O segredo não é esconder o caos debaixo do tapete. O segredo é vencê-lo.

Então, não se esqueça: vou abrir meu verdadeiro caos para você nessa primeira parte. Sem — na verdade, com muito — medo de te mostrar quão feio ele pode ser.

Mas, com certeza, essa minha atitude carrega a esperança de que você aceite, entenda e vença o seu caos também.

Vou começar o livro no momento em que, para mim, tudo começou. Vou iniciar de onde eu tive que partir para ter a coragem de explantar.

E, para você que me conhece, não se assuste. Histórias como a minha estão por toda parte, entre nós. E a parte feia de nossa história não é o que nos define; portanto, os primeiros capítulos não me definem. Apenas me fizeram ainda mais forte. É como eu sempre digo: sou a favor de conversas difíceis. São elas que nos moldam verdadeiramente.

Ah, e saiba que, logicamente, alguns nomes reais foram poupados neste livro. Alguns detalhes pessoais e profissionais também. Então, não se apegue a eles. Procure seguir adiante e encontrar a linha mestra que traduz o propósito de toda essa escrita/leitura.

Agora sim, finalmente, aqui vai:

— Bem-vinda, desculpa qualquer coisa e... Repare a bagunça, sim, por favor.

Ao final dos capítulos, você encontrará um convite para ouvir uma música ou assistir a um vídeo.

As músicas estão no Spotify; os vídeos, no YouTube. Em ambas as plataformas, procure pela playlist "Explante, explante meu_O livro".

Para facilitar o acesso, deixo aqui o QR Code direto para cada uma das playlists:

Antes de ir para a próxima página, que tal ouvir um pouco de mim?
Ouça: "To Build a Home" | The Cinematic Orchestra, Patrick Watson

PARTE 1

UM LONGO CAMINHO ATÉ O GRANDE DIA

CAPÍTULO UM
SÓ MAIS UMA (CLÁSSICA) FESTA UNIVERSITÁRIA

Eu tinha certeza que ele ficaria vidrado em mim naquela noite, naquela festa. Eu estava tão bonita, tão confiante, e agora, pasmem, eu tinha novos e grandes peitos para exibir no decote.

Vamos ver se agora ele vai dizer que não sou "mulher suficiente". Desta vez ele vai admitir que me ama... e vai, finalmente, me responder com um "eu também te amo", pensei.

Pois é, na época em que namorávamos, eu sempre dizia que o amava... e ele retribuía apenas com um sorriso e um beijo. O que, de certa forma, fazia eu me sentir mais fraca e vulnerável. Nos momentos em que ele cozinhava para nós, fazia algo que já era de costume: dizia que eu era apenas uma garota, que eu não era "mulher de verdade", pois nem cozinhar eu sabia. Mas que, ainda assim, gostava de mim, então ia "me fazer um favor" e namorar comigo. De todas as maneiras possíveis, ele me fazia sentir inferior, insuficiente e sempre dependente.

Ele era cerca de oito anos mais velho que eu. Eu tinha 21; ele, quase 30.

Na noite daquela festa, já fazia alguns meses que eu tinha terminado com ele. Terminei porque descobri não só que ele tinha mentido sobre o lugar aonde iria nas férias, mas também que estava me traindo e falando mal da minha família, que o recebeu tão bem e de braços abertos. Não tive muita escolha.

Mas, mesmo depois de ver quem ele realmente era, eu continuava apaixonada por ele, ou pelo menos pela imagem ideal que eu tinha criado dele. Eu ainda me lembrava dos momentos em que ele me fazia chorar, mas ele também dizia que gostava de mim. Então, achei que, se eu o perdoasse, talvez desse certo...

E lá estava eu, indo para aquela festa, recém-recuperada de uma cirurgia de implante mamário, com a ideia fixa de encontrá-lo e tentar seduzi-lo. Eu queria provar — para ele e para mim — que eu era mulher suficiente. Que era digna de amor, cuidado e respeito. No final, eu ainda estava presa a ele.

Quando chegamos, o lugar estava lotado. A pista estava repleta de universitários e recém-formados. No palco, uma escola de samba famosa tocava animada. No bar, muita gente linda e descolada.

Minha melhor amiga — que sempre estava comigo na época — disse que ele já estava na pista de dança, com outra garota. Como o samba estava animado e estávamos todos dançando, pensei: *Ok, não me importo, desde que ele me veja. Ele vai ver que agora sou um mulherão. Vai querer falar comigo e chegar mais perto para conferir a novidade. A garotinha cresceu.*

No fundo, eu só queria provar que eu era aquilo que ele sempre me fazia pensar que não era: mulher. Eu precisava mostrar para ele que eu podia ser forte e bonita. Que eu tinha o meu valor. Ainda mais agora, com peitos novos e grandes. Então, é claro que eu fui até a pista e comecei a dançar como se nem soubesse que ele estava ali.

Eu — e meu decote em V — estava me sentindo — ou pelo menos tentando me sentir — muito poderosa.

Foi então que ele me viu. Mas logo em seguida saiu para ir ao banheiro. Não satisfeita, eu o segui. Finalmente eu iria enfrentá-lo. Estava presa na necessidade de me provar e receber aceitação e amor. E, na minha cabeça, eu só tinha que mostrar que era uma nova pessoa, forte e incrível. Mas, para isso, eu tinha que fazer ele ver meu decote! Eu acreditava que ali é que estava o meu valor.

E não... não foi bom. Nada bom.

Para encurtar algo tão doloroso, podemos pular para o fato de que acabei na casa dele. Com muita dor. Física e emocional.

Ele me fez chorar... de novo. Mas desta vez eu percebi, sutilmente, que ele gostava daquela situação. Cada lágrima minha pareceu despertar um leve olhar de prazer no rosto dele.

Eu não queria que fosse daquele jeito! Por que ele faria aquilo comigo?

Muitas vezes precisei ouvir a palavra *estupro* em terapia... não para caracterizar exatamente o que aconteceu naquela noite — até porque acredito que ainda não exista um termo para substantivar o que ele fez exatamente –, mas para tangibilizar os sentimentos que aquelas atitudes e aquelas palavras me causaram... os traumas que aquele ato, daquela forma, me trouxeram.

É muito difícil falar de abuso físico em um relacionamento extremamente tóxico, onde o cerne da questão é o abuso mental. Isso porque os limites já não existem, uma vez que o psicológico, abalado, não sabe mais usá-los/impô-los. Dói demais. As linhas são tênues e o que fica é a sensação de invalidez e impotência.

O fato é que, até hoje, não consigo lembrar direito o que e como aconteceu. Mesmo para escrever aqui... Minha mente parece se transformar em uma grande névoa, quando tento relembrar aquela noite. A sensação é a de que meu cérebro bloqueia a clareza dos fatos.

Ele se aproveitou de uma fragilidade, de uma abertura, e deixou-se agir pelas suas mágoas e dores, de um homem machucado pelo seu ego e pelas próprias expectativas de performance masculina. De um homem mais velho, que havia namorado — por meses — uma mulher mais nova e que não tinha tido relações sexuais com ela. Provavelmente isso, para ele, era uma humilhação. Vai entender... Homens.

Então, foi assim que, com toda essa raiva enrustida de masculinidade, ele me violentou. Física e emocionalmente. No momento mais vulnerável da minha vida, ele escolheu a crueldade. Eu nunca imaginei que passaria por uma situação como aquela, ainda mais com alguém que eu conhecia e que fazia parte da nossa turma de amigos. Alguém que, na teoria, é "legal", é "do bem".

— O Campeão me disse, quando começamos a namorar... Ele sacou que você é muito ingênua, muito infantil para mim! Não é mulher... É menina! Tava na cara que não ia dar certo, e ele tentou me avisar. Mas agora eu te fiz um favor. Depois disso aqui, você vai poder seguir em frente com sua vida e transar com vários caras por aí. Larga essa besteira de virgindade. Quem sabe assim você cresce! — disse o Uriel, enquanto fechava o zíper da calça.

Do pouco que me lembro da minha reação àquilo, era da sensação de estar paralisada. Não era possível me mover. Uma mistura de dor (física, mesmo), com uma baita confusão mental... E eu não conseguia assimilar nem acreditar que aquilo era realidade.

Pois é, infelizmente, a minha forma de reagir foi apenas travar... paralisar. Eu, diante do susto e do sentimento de impotência, não consegui proferir nem uma palavra sequer em minha defesa. Até porque, naquele momento, eu estava sangrando. Então, sim, apenas fiquei quieta.

Alguns anos atrás, eu tinha passado por uma situação similar quando fui assediada no ônibus. Eu tinha dezoito anos quando um homem, bem sujo e descabelado, entrou e, mesmo com o ônibus praticamente vazio, foi bem na minha direção. Ele se sentou ao meu lado, bloqueando qualquer possível saída. Eu estava olhando para a janela quando percebi que ele tirou o pênis para fora da calça e começou a se masturbar, enquanto olhava vidrado para mim, bem colado ao meu corpo. Eu tive a mesma reação da noite da festa: paralisei. Não consegui me mover. Eu queria gritar, mas apenas lágrimas caíam dos meus olhos, sem nem conseguir piscar.

Aquela monstruosidade durou poucos segundos, mas para mim pareceram horas. E, depois de terminar o que tinha ido fazer, o homem se levantou, fechou o zíper e saiu. Não tocou em mim em nenhum momento, mas não foi preciso. Ele me violou de muitas formas naquele dia. E a minha única sensação foi de paralisia.

Com o Uriel foi igual. Passei horas sem conseguir me mexer, sentada numa cama, enquanto ele roncava ao meu lado. Eu realmente não me mexia. Não falava. Não piscava. Não conseguia mover sequer um dedo.

De novo, quando penso naquela noite, não tenho uma visão clara do que aconteceu. Acredito que meu cérebro tenha apagado muita coisa como forma de proteção. Só sei que fui violentada física e emocionalmente. E a parte estranha de tudo isso é que ele agiu de forma tão normal, tão fria, que, na época, ninguém diria que tinha sido uma violência.

Mesmo sabendo que tinha sido bastante cruel e errado em muitos aspectos, fiquei com a sensação de que o que aconteceu naquela noite tinha sido culpa minha. Infelizmente, está enraizada na cultura machista em que vivemos a ideia de que, quando violentada, a culpa é da vítima. E foi assim que me senti por muitos anos.

Talvez tenham sido as palavras que ele usou, ou a maneira como me segurou... Mas, depois de muito elaborar, entendi que essa sensação de culpa tinha a ver com o fato de que fui eu quem procurou por ele primeiro. E aí é que tá: sempre parece que a mulher foi quem "abriu a porta" para a violação que sofreu. Seja pela roupa, pela maquiagem, pela postura e até pela decisão de gostar/amar alguém. A nossa primeira reação é procurar onde foi que a mulher deixou essa brecha. E, então, caímos no grande erro de culpar a vítima, mesmo que sejamos nós mesmas. Que loucura, não é?

Pois bem, o que eu vou dizer aqui é muito importante: nada do que a mulher fizer dá direito a violação alguma, seja física ou moral... De integridade, de honra ou de imagem. NADA. Em outras palavras, uma brecha não justifica nem inocenta um ato de crueldade contra a pessoa que a abriu.

Demorei dez anos para conseguir escrever o parágrafo anterior. Alguns anos escondendo, ignorando, culpando. Outros anos clareando, curando, processando e validando.

Assim como eu, muitas e muitas mulheres passam por esse e diversos outros tipos de violência, principalmente a psicológica. Muitas ainda não entenderam que foram vítimas e, dessa forma, não conseguem curar as feridas. Outras até sabem, e estão buscando ajuda para se reerguer. E algumas estão no limbo desse meio do caminho e possivelmente ainda estão buscando formas aleatórias de encontrar valor em si, com um par de próteses de silicone, por exemplo.

Mal sabem elas que sempre tiveram, e sempre terão, valor. Independente do que fizeram com os outros, ou do que fizeram com elas. Então, sim... spoiler: esse é um dos caminhos que vamos trilhar neste livro.

Mas, voltando àquela noite, eu estava tão arrasada, tão confusa... Afinal, meses antes, nós éramos namorados. Eu não entendia como aquilo podia ter acontecido.

Mas aconteceu... Porque ele sabia o poder que tinha sobre mim, na época. E usou isso com todas as forças naquela noite. Talvez como uma vingança por eu ter terminado alguns meses antes, talvez pela simples e pura necessidade de vencer e provar sua masculinidade. Não sei... Jamais saberei.

No final, acho que ele também estava buscando aprovação. Para um sentimento de poder e superioridade. De alguma forma, um sentimento de vitória. E acho que foi exatamente o que ele sentiu depois de fazer o que fez comigo.

Naquela noite, ele ganhou.

Voltei para casa e, depois disso, minha vida mudou para sempre.

Vivencie este capítulo através da música:
"I Care" | Beyoncé

CAPÍTULO DOIS

UM CORPO QUE PEDE SOCORRO

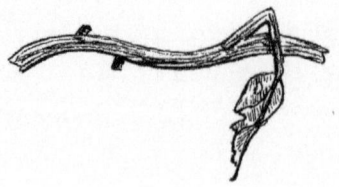

Nos dias que se passaram após aquela noite, eu ainda estava bastante confusa, tentando juntar as peças. Foi então que notei algumas marcas estranhas no meu peito. De alguma forma, minha pele estava mostrando que havia algo errado.

Assim, decidi procurar o médico que havia colocado os implantes três meses antes daquela festa. Tirei algumas fotos, enviei para o cirurgião e ele retornou, dizendo que queria me ver o quanto antes.

A caminho do consultório, eu ainda tentava entender se o Uriel me amava. Eu continuava presa naquela ideia. Mas como era possível pensar que aquele ser humano poderia amar alguém? Claramente eu estava cega e iludida em uma ideia surreal. O pecado faz isso conosco. Muitas vezes ele atua de maneira sutil e nos deixa espiritualmente presos. E eu não posso negar que havia aberto inúmeras brechas para aquela situação, e, mesmo sabendo disso, eu buscava maneiras de racionalizar o irracional.

Talvez ele tenha feito isso porque não sabe lidar com o sentimento de amor. Talvez ele me ame, mas não saiba como viver isso. Ou talvez ele esteja tentando me fortalecer, para que eu possa me tornar mulher de vez, eu pensava.

E, quando me lembro dos pensamentos que tive naquela época, fico chocada em ver como podemos ser manipulados por pessoas maliciosas, e como relacionamentos podem ser extremamente tóxicos.

Cheguei no consultório, mas a cabeça ainda estava em outro lugar, em outra dor. Depois de me examinar, o médico disse que eu estava ficando apenas com algumas estrias, por causa do novo volume dos seios. "Tudo normal", ele disse. Eu só precisava cuidar e tratar com algum creme especial.

E então voltei para casa.

Alguns dias depois — na verdade, pouquíssimos dias depois —, eu sentia como se meu peito estivesse pegando fogo. Eu estava com uma febre local muito forte, e começaram a aparecer microvasinhos estourados por toda a região do meu colo. Era visível que eles estavam inflamados. Era como se uma grande área, do busto todo, literalmente gritasse. Visualmente, era como se a pele quisesse meio que... se abrir. Havia algo muito errado. E não, não eram "apenas estrias".

Imediatamente liguei para o médico, que me chamou novamente ao consultório, de forma muito calma e tranquila. Fiquei com tanto medo na hora, que chamei minha mãe para ir comigo. Ela também estava muito preocupada.

— É, de certa forma, outro problema. É o seu corpo, sua pele, algo que você deve descobrir com outro especialista, talvez um dermatologista ou um hematologista. Mas posso garantir que não é o implante de silicone — disse o médico.

— O quê? Quero dizer, a única coisa que eu fiz de diferente, nos últimos meses, foi ter colocado silicone dentro do meu corpo, e então isso aconteceu. Como pode NÃO ser em decorrência disso? — respondi.

— Como você pode ter tanta certeza, doutor? — enfatizou minha mãe.

— Já se passaram mais de três meses. Então, posso garantir que não é uma reação aos implantes de silicone. Se fosse, teria aparecido nos três primeiros meses, e não agora... no quarto mês — ele afirmou.

Sério?, pensei.

— Ai, meu Deus, o que será que está acontecendo comigo?

— Não sei, não é mais minha especialidade. Eu sou um cirurgião plástico. Você precisa consultar outros especialistas. De sangue, de pele... Procurar outra ajuda para isso — ele concluiu.

Naquele momento, eu estava tão confusa que nem pensei em reconsiderar o que o cirurgião disse. Não pensei em consultar outro cirurgião. Simplesmente acreditei que havia algo de errado comigo, e que não eram as próteses de silicone.

Eu devo acreditar, novamente, que deve ser minha culpa, meu corpo que é errado. Ou talvez Deus esteja me punindo pelo que aconteceu com o Uriel... Sabe...? Aquela noite... Foi algo muito errado o que eu fiz, deve ser por causa disso, minha culpa, no caso. Deus deve ter deixado isso acontecer porque eu mereço, porque foi tudo minha culpa. Ou talvez possa ser uma reação ao estup... Será que o estresse pode fazer isso? Ou será que o Uriel me passou alguma doença? Deve ser espiritual... Meu Deus, é castigo? Merecido, então! É melhor eu não pensar nisso. Mas eu que me coloquei nesse situação... Só pode ser. Vou buscar ajuda... Mas que vergonha. Como pedir ajuda e contar o que aconteceu? O que isso tem a ver com aquela noite? E agora...?

Esses foram os meus pensamentos por vários — e longos — dias.

CAPÍTULO TRÊS

DE CABEÇA PARA BAIXO

Enquanto tentava me recuperar daquela relação extremamente abusiva e, também, de todas as inflamações manifestadas pelo meu corpo, eu só pensava em trabalhar.

Estava no início da minha carreira como jornalista e precisava "dar tudo de mim". Tive que aprender a entregar o que meu chefe queria, antes mesmo de ele querer. Tive que aprender a impressionar tanto a empresa quanto os clientes. Eu precisava estar presente o tempo todo, procurando fatos para elaborar matérias e garantir o fluxo de leads, o fluxo de acessos, entre outras coisas.

Dessa forma, passei a fingir para mim mesma que nada estava acontecendo. Meu corpo doía, meu peito ainda ardia em febre e eu estava emocionalmente abalada, mas, para os outros, eu estava ótima. Mantive o sorriso no rosto. Por fora, eu estava linda e radiante.

E, para ser sincera, os dias dentro da empresa eram tão corridos que eu, realmente, não tinha muito tempo para sentir tudo isso.

Depois de um mês, percebi que a inflamação só piorava. Pedi para minha mãe tirar algumas fotos porque, a essa altura, eu não conseguia nem me olhar mais no espelho. Hematomas apareciam em algumas partes do meu corpo. Hematomas que pareciam internos... e que se tornaram manchas escuras na região da barriga e das pernas.

Encaminhamos essas fotos e o meu relato para um médico amigo da família, que era clínico geral, e ele me disse que era algo ruim. Depois de descrever os sintomas, ele apenas disse, friamente: "Pode ser lúpus".

Pronto. Meu mundo virou de cabeça para baixo. Eu não conseguia raciocinar direito, nem mesmo me mexer. Como, de repente, eu poderia ter uma doença dessas? Quero dizer, ninguém na minha família tinha algo parecido... Isso poderia ser verdade?

Dias depois, ainda confusa e em choque, presa em um verdadeiro limbo, encontrei um creme hidratante para as pernas que tinha cor! *É uma ótima solução para "apagar" hematomas que aparecem do nada*, pensei. Mas isso era apenas o início de tudo.

Lembro de tirar dezesseis tubos de sangue do meu corpo. Lembro de ter de usar dois sutiãs e uma camiseta por dentro deles, de tão sensível que estava a pele dos meus seios e de tão pesados que eles estavam.

Eu desci. No fundo do poço.

Sete... oito... nove médicos! Nenhum deles sabia me dizer se era lúpus ou qualquer outra coisa. Eles simplesmente não conseguiam descobrir o que eu tinha. Os exames saíam "normais". Não havia uma explicação plausível para as reações que meu corpo estava tendo.

Nesses casos, parece que a única opção é culpar o entorno. Tinha que ser... ESTRESSE! Claro! É isso... só podia ser estresse! E que vergonha, hein!? Tudo isso para ser "apenas estresse"?

Normalmente é assim que acontece: quando não sabemos o que está acontecendo com nosso corpo (geralmente o corpo das mulheres), recorremos ao diagnóstico de estresse. Verificado, aceito, *check*.

Mas meu corpo chegou a um ponto em que não dava mais para continuar fingindo que estava tudo bem; muito menos para continuar tocando a vida normalmente.

Larguei meu emprego. Sim, pedi as contas. E me senti tão frustrada, tão perdedora... Para pedir demissão de um jeito que ninguém desconfiasse pelo que eu estava passando, tive que arrumar uma desculpa do tipo "preciso resolver umas coisas pessoais". Como é que eu falaria "estou com estresse autoimune"? Isso nem existe. E me causaria uma vergonha enorme... Seria como escancarar a fraqueza e a infantilidade de lidar com problemas pessoais... Não é? (Óbvio que não, mas, enfim, era assim que eu pensava na época.)

A sensação era terrível. Foi como jogar fora todo o esforço dos últimos anos. E as pessoas ficaram, sim, frustradas comigo. Mas foi inevitável, até porque a desculpa que eu inventei não era boa o suficiente para "largar tudo". Pelo menos o RH foi bastante empático e fez um acordo para que eu ficasse um tempo fora, indeterminado... E eu poderia voltar assim que me sentisse pronta novamente.

A fofoca que circulava era: "Nossa, uma pessoa tão jovem desistindo? Que decisão estúpida, infantil". Meu chefe, obviamente, ficou muito desapontado com aquele "desempenho perdedor". Lembro que a sensação era a de ser uma criança completamente assustada, saindo do mercado de trabalho com o famoso termo *burnout* estampado no rosto. (Inclusive, a síndrome de burnout é algo muito sério, e deveríamos ter mais empatia e cuidado com isso. Mas não era essa a maneira como eu pensava na época.)

Meses depois, meu corpo ainda estava com febre local. E, novamente, eu já tinha ido a mais de dez médicos com especialidades diferentes. Eu estava cansada. Estava deprimida. Confusa, como sempre. E ainda fingindo felicidade, força e serenidade. Ninguém, exceto minha mãe, sabia o que estava acontecendo dentro de mim.

No fundo, eu estava tão esmagada pelo sentimento de culpa e de perda que comecei a levar a sério esse lance de "fingir que está tudo bem". Eu não conseguia me "despir" para qualquer outra pessoa. Ninguém podia ver o meu verdadeiro eu. Ninguém seria capaz de lidar com o que estava acontecendo dentro de mim. Nem mesmo eu. Digo isso no sentido figurado e literal.

Cobri os dois espelhos que estavam ao meu alcance — o do meu quarto e o do meu banheiro —, pois eu simplesmente não conseguia me ver. Exceto no Instagram! Por lá tudo estava indo muito... muito bem. Selfies mentirosas continuavam sendo postadas diariamente. *Check de novo.*

Fiquei tão depressiva, que passei a acreditar que aqueles sintomas físicos eram realmente algo que minha mente estava criando. Que eu estava apenas estressada e, psicologicamente, causava toda aquela inflamação em mim mesma. Eu acreditava que era algo puramente espiritual e que deveria ser um castigo, mesmo depois de ter pedido perdão a Deus. E, detalhe, eu sabia que essa história de castigo não se aplica ao Deus em que acredito (o Deus da Bíblia, o Deus de Jesus), mas... como eu não encontrava respostas, achei que comigo aconteceria por — de novo — culpa. Afinal, se até os médicos desconfiavam de mim... faria sentido que tudo aquilo fosse castigo divino?

Então, depois de ver que os exames de sangue e os ultrassons estavam normais, decidi fingir que estava curada. Fingi para a minha mãe, para os médicos e também para mim. Estava com muita vergonha de admitir que, apesar de todos os exames estarem bons, eu ainda sentia a inflamação doer em meu corpo. Passei a dizer que já me sentia bem e parei de mostrar as reações do meu corpo para as pessoas. Menti!

Segundo o Google, se eu fingir ser feliz, e fingir e fingir... um dia isso se tornará realidade. *Vou apenas seguir em frente e viver um dia de cada vez. Um dia... outro dia, e vou continuar. Vai melhorar de alguma forma. Uma hora vai sumir. Não é nada grave, afinal os exames estavam ok e os médicos não descobriram nada fora do normal. Bora ignorar até sumir.*

Triste ilusão!

Eu me lembro de olhar o pôr do sol através da janela do meu quarto, por dias e dias, e apenas chorar. Sem conseguir dizer nada ou mesmo emitir qualquer som. Eram apenas lágrimas, caindo silenciosamente. Meus pensamentos ainda estavam confusos, e tive a sensação de que precisava mudar o foco. Lembro de pedir a Deus — apenas por meio dos pensamentos — para me curar, já que nenhum dos médicos acreditava que eu tinha alguma coisa. Eu pedia perdão por aquela noite horrível e pedia para Ele aceitar esse pedido de desculpas e me curar, mesmo depois de algo tão errado que eu havia feito. Mal sabia eu que Deus já havia me perdoado e que eu não precisava implorar para que Ele aceitasse meu perdão. Mal sabia eu que Deus ainda tinha um plano para tudo isso lá na frente e que, mesmo com tanta dor, Ele me protegeria dos maiores perigos. Sem mais spoilers, vamos seguir.

Depois de um tempo, a inflamação chegou a um ponto em que os implantes saíram de posição, porque minha pele estava abrindo e havia cedido quase que por completo. Então, decidi ligar novamente para o cirurgião e pedir ajuda. Eu sabia que ele havia dito que não era mais um caso para a especialidade dele, mas estava com tanta dor por causa do peso das próteses que não custava nada tentar mais uma vez.

Dessa vez ele não conseguiu me encaixar na agenda dele, então mandei fotos e muitos pedidos de socorro através de e-mails. Mas as respostas dele eram sempre curtas e diretas:

"Não são os implantes que estão causando isso. Não pode ser o silicone. É um problema de pele que você tem, somado ao estresse. É tudo emocional".

Mas, em meio a essas respostas que pareciam ser sempre iguais, ele escreveu algo que pareceu fazer sentido: "Tudo o que posso fazer é uma nova cirurgia, para um melhor resultado estético". Eu estava com tanta dor que decidi que essa seria uma possibilidade. Minha ideia, na verdade, era pedir para tirar os implantes! Eu já não aguentava mais ter de usar três sutiãs cirúrgicos para sustentar o peso que aquela inflamação estava causando.

Porém, como ele não respondia mais às minhas mensagens, fui até a casa dele. Sim, eu e minha mãe fomos até lá para conversar. Já não me importava mais o que ele dizia. Eu sentia que o problema poderia ser o silicone. Então eu só queria aquilo fora do meu corpo.

— Eu não quero mais a prótese, nem achei tão bonito, e está me causando dor. Então, vamos tirar? — eu disse.

— Minha querida, você não vê? Depois de colocar implantes mamários, você se torna refém deles para sempre. Se você simplesmente retirá-los, esteticamente ficará horrível. Igual àquelas mulheres que têm câncer de mama e retiram tudo, sabe? Chamamos de mama negativa. Já viu? Eu não vou fazer isso com você. Se você diz que já está abalada emocionalmente, imagine se tirar as próteses de silicone! Você não vai conseguir lidar com isso. Eu não vou fazer isso com você. Você ficaria muito feia e masculinizada — disse ele, quase sorrindo.

— O quê? Não posso tirar? Nunca mais? — falei em voz baixa, quase que para mim mesma.

E, mais uma vez, meu mundo virou de cabeça para baixo. Eu estava, literalmente, sentindo vertigem, tontura... Estava confusa. De novo.

— Mas posso fazer algo por você que vai ajudar muito e acabar com a dor — ele continuou. — O que precisamos fazer é retirar os implantes de onde eles estão e mover para a parte de trás dos músculos. Assim, eles ficarão amarrados e seguros. Sem pesar e sem te machucar. E toda essa pele feia e inflamada eu retiro na cirurgia. Sai tudo.

— Hum... Sério? Simples assim? Sai tudo? Até essa pele que está inflamada? Parece bom — respondi, ingenuamente.

— Sim, mas vamos precisar, claro, fazer uma mamoplastia — ele afirmou.

— Uma... o quê? — perguntei, de novo, ingenuamente, como a garota de 21 anos que eu era.

— Teremos que reconstruir seus seios por completo. Abrir aqui... e aqui... tirar a auréola... e cortar aqui... — Enquanto falava, ele foi marcando meu corpo e... eu estremeci, travei de novo.

A voz dele foi ficando cada vez mais baixa em minha mente e eu simplesmente não conseguia mais interagir. Eu estava novamente paralisada. Mais uma vez, a sensação de travar me dominou. Eu não conseguia me mexer enquanto ele rabiscava no meu corpo.

— Mas não dá para fazer essa cirurgia agora. Você não está em condições emocionais de entrar na faca. Veja se consegue fazer uma terapia mais intensiva, focar em comer bem, não trabalhar muito... Para estar bem para operarmos. Provavelmente daqui a uns três meses você consegue. O que acha? — ele terminou.

Não lembro como voltei para casa naquele dia. Não lembro o que aconteceu depois que ele falou tudo sobre a tal da mamoplastia. A cirurgia, a eterna ligação com a prótese de silicone... simplesmente não lembro como fui embora dali.

> Vivencie este capítulo através da música:
> "Oceans" | Hillsong UNITED

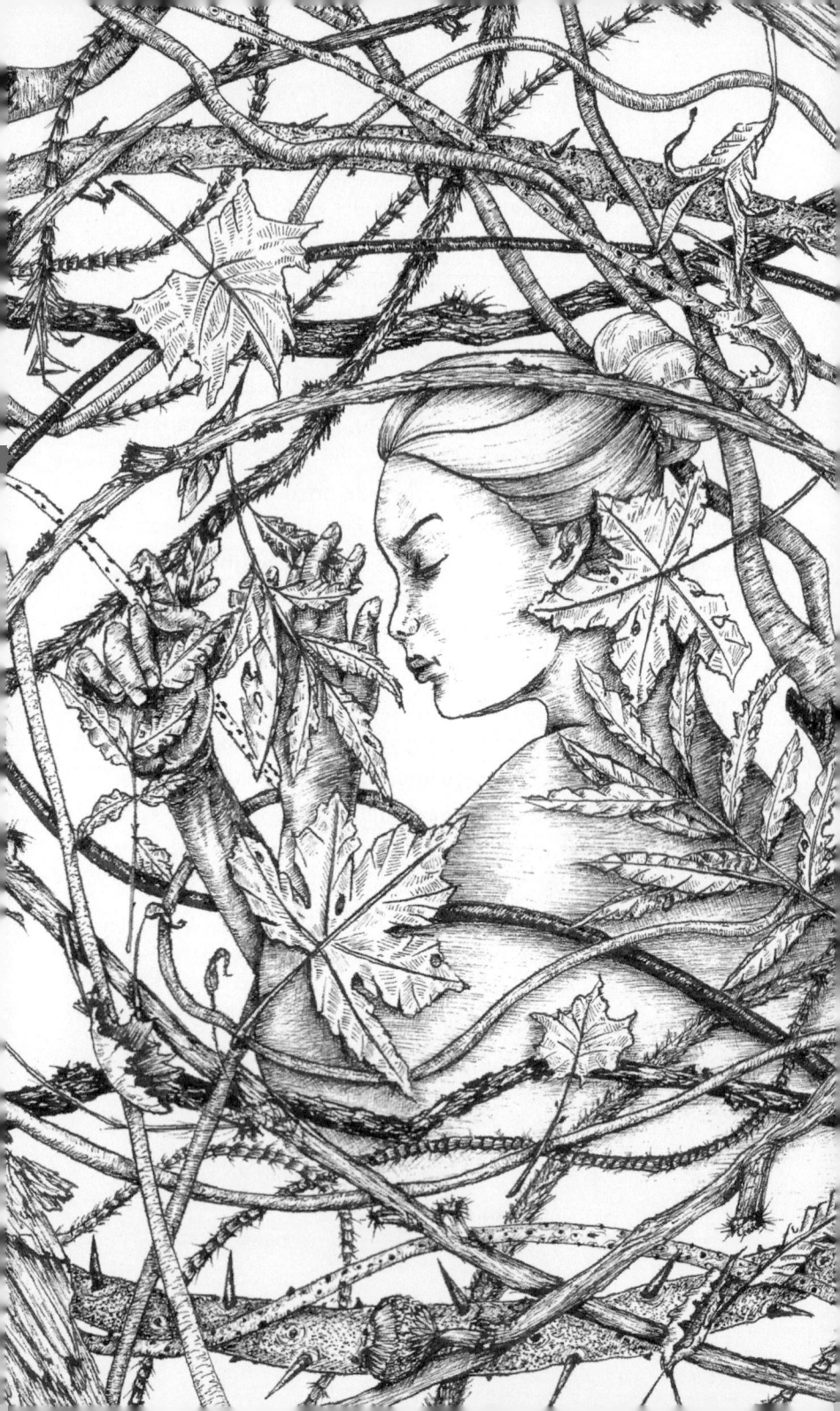

CAPÍTULO QUATRO

ESBARRANDO EM ALGO BOM

Sentada em uma cafeteria, eu tentava entender como pude fazer isso comigo mesma: escolher colocar implantes de silicone em um momento tão vulnerável da minha vida. Eu estava muito confusa. Era como se a vida estivesse em câmera lenta e eu não conseguisse processar tudo o que havia acontecido e todas as coisas estranhas que meu corpo estava tentando me dizer. Mas, se os médicos diziam que era apenas estresse... Devia ser "apenas" isso mesmo.

Então liguei para a minha melhor amiga — de novo — e perguntei se ela me ajudaria a ser feliz novamente! Eu queria esquecer o que havia passado e o que ainda estava passando. Eu queria ajuda para me fortalecer e seguir a vida. Deveria ser simples... Algo como buscar apenas se divertir e se distrair.

Naquele mesmo dia, decidimos ir a um barzinho, afinal já era sexta-feira. Na verdade, era um bar onde tocava forró e tinha uma baita pista de dança. Coisa bem brasileira, sabe? Música, cerveja, caipirinha e muita gente alegre na pista, nos convidando a mexer e sacudir o corpo. Ali, eu certamente esqueceria aqueles problemas, pelo menos por algumas horas.

Enquanto eu observava as pessoas dançarem (superbem, inclusive), um rapaz começou a se mover na minha direção e eu tive a sensação de que ele ia se aproximar de mim de alguma forma. É claro que fingi serenidade e confiança. Lá estava eu, fazendo carão. *Fica firme, Mariana... Estica a testa...*

Não deixa as rugas aparecerem... Faz cara de plena... Cara de plena!, eu falava para mim mesma.

E, sim, ele realmente estava vindo na minha direção. *Uhull! Ops... Espera aí, é sério? O que eu vou fazer? Eu não sou suficiente, lembra!? Eu não sou uma mulher muito forte, e eu não sou... Não, quero dizer... Ai, Jesus!*

— Estou vendo que não sou o *único* que não sabe dançar forró — ele disse perto do meu ouvido, mas ainda olhando para a pista.

— Eu sei dançar! Só estou curtindo a vista e, agora, tomando um bom drink — respondi, tentando fingir, mais uma vez, serenidade.

— Ah, que bom, então. Você me ensina, por favor? — Ele agora olhava nos meus olhos, e eu sentia as pernas amolecerem.

Não saía uma única palavra da minha boca, já que eu não sabia nem como começar um passo de forró. Além do mais, fiquei tão encantada com o jeito que ele olhou para mim que quase esqueci que estávamos em uma conversa.

— Ok, você me pegou. Eu não sei dançar forró. Mas aprendo rápido. Então talvez a gente possa... tentar junto. Um aprende com o outro — retruquei, já com o coração batendo na goela.

Ele pegou minha mão — e meus quadris — e começamos a nos mover. Eu pisei no pé dele, ele pisou no meu, e, de repente, estávamos meio... dançando.

— Então você não lembra de mim, né? — ele perguntou, com um leve sorriso de canto de boca.

No mesmo instante, levei um susto e comecei a ficar envergonhada. *Será que eu conheço ele?*, pensei, sem demonstrar nenhum sinal de questionamento.

— Trabalhamos no mesmo lugar. Sou um ex-editor-chefe do jornal *Nova Cidade* — ele disse, com aquele mesmo sorriso, mas dessa vez no outro canto da boca.

— Meu Deus, Murilo?! Sinto muito... — falei, dando um passo para trás e olhando para baixo, com vergonha. — Sinto muito, está escuro aqui e não te reconheci.

— Não, está tudo bem... Estou tentando falar com você há um tempo, então, quando te vi aqui, tive que arriscar. Vamos continuar dançando, por favor. Você realmente aprende rápido — ele disse, piscando um dos olhos para mim.

Continuamos por um tempo naquele forró esquisito, enquanto ele me contava todas as maneiras diferentes pelas quais tinha tentado falar comigo na empresa.

Primeiro, no elevador. Ele entrou e eu fiquei tão presa no celular que nem respondi seu "Bom-dia".

Na segunda vez, estávamos voltando do almoço. Eu estava indo até a cafeteria do shopping, perto do prédio onde trabalhávamos, e ele me ofereceu seu lugar na fila. Eu apenas respondi com um "Obrigada, que gentil", então "voltei para o meu celular, peguei o café e vazei" (palavras dele, rs).

Na terceira vez, também estávamos atrás de café, mas agora na copa do escritório. Ele tinha pedido para um colega meio que... me apresentar, quando houvesse uma oportunidade. Hamilton era considerado o "mordomo" da empresa, ele era muito famoso e querido por todos que trabalhavam lá. E, naquele dia, quando o Murilo me viu levantando para ir até a copa, levantou-se também e foi atrás. E então o Hamilton entrou na jogada:

— Olha quem tá aqui! O incrível Murilove, o homem mais charmoso do escritório! — ele disse, com o sorriso cativante de sempre, abraçando o Murilo.

O que aconteceu em seguida? Eu disse "Oi, Murilove", saí da copa e voltei para a minha mesa com o café na mão.

A essa altura, eu já estava rindo alto, porque, de fato, eu não me lembrava dessas histórias hilárias — e um pouco vergonhosas — das vezes em que o Murilo tinha tentado puxar conversa comigo, antes daquela sexta-feira à noite. E, no meio do riso, eu me perguntava como pude estar tão distraída para não perceber algo tão óbvio. Quer dizer, eu não estava bêbada. Eu realmente sentia uma atração por ele... ele era sedutor, lindo e charmoso. Por que, então, eu não o havia notado antes? Bem na minha frente, todos os dias... E ainda tentando se aproximar! Talvez eu estivesse realmente tão presa à minha situação de saúde e baixa autoestima que nem percebia o mundo ao meu redor.

— Ah, meu Deus, Murilo! Sinto muito, novamente. Não sei como não consegui ver tudo isso — disse a ele, tão envergonhada, mas ainda rindo. — E, também, eu deveria te contar. Eu... Eu pedi demissão uns dias atrás.

— Eu sei. Bom, já faz uma semana que você não aparece no escritório, então resolvi entender o que estava acontecendo. As pessoas me disseram que você se cansou e teve um... burnout ou algo assim, né? — ele disse, bem tranquilo.

— Sim, acho que podemos chamar de burnout. Mas é que eu também tenho alguns problemas pessoais na família que preciso cuidar e focar agora... Então... é isso. E, pelo que conversei com o RH, devo ficar um tempo fora e voltar quando as coisas estiverem mais estáveis para mim. Então, não é uma demissão definitiva.

— Isso é bom! Sabe... As pessoas deveriam ter coragem para fazer o que você fez e priorizar o que é certo, na hora certa — concluiu.

Fiquei surpresa por ele não achar que eu era uma perdedora, por não criticar a minha decisão e não dizer que eu estava jogando a minha carreira fora. Ou, pelo menos, ele não me contou que pensasse isso.

Ainda dançamos, conversamos e rimos por um tempo, até minha melhor amiga aparecer... Era hora de ir embora.

Cheguei em casa depois de chamar um Uber, e essa foi a primeira noite, em meses, em que fui dormir sem pensar nos problemas do meu corpo. Eu estava novamente paralisada, mas dessa vez por um bom motivo.

Como pude não ter visto ele antes?, pensei. E fui dormir sorrindo.

CAPÍTULO CINCO
DAQUI PRA FRENTE

Depois daquela noite, decidi retomar, aos poucos, algumas partes da minha vida. Uma delas foi o trabalho, em meio período. E é claro que o Murilo e eu passamos a sair do escritório para tomar café com frequência. Éramos bons em conversar e compartilhar experiências e pensamentos. E café era mesmo o nosso lance. Adorávamos aquele momento.

Quando o pessoal do trabalho percebeu que estávamos mais próximos, começaram a inventar coffee breaks, porém ninguém aparecia, a não ser eu e o Murilo. Obviamente, estavam tentando formar um casal. Nós ríamos da situação e, no fim, tomávamos nosso café juntos.

Mas o que nós — ou pelo menos EU — não percebemos é que estávamos, na verdade, nos apaixonando. Eu não percebi essa paixão surgir, porque não estava acostumada com esse sentimento. O que era o amor, afinal? Nem tínhamos nos beijado. Como poderia já ser amor? Mas era, com certeza, mais do que amizade.

Murilo foi muito cuidadoso e paciente nesse processo. Ele decidiu conhecer meu coração e minha mente primeiro. E, como eu estava acostumada apenas com atração corporal, nem percebi. Embora eu sentisse, muito obviamente, uma atração física por ele, ignorava e deixava isso de lado; afinal, ele era um colega, e namorar alguém do trabalho era meio proibido.

E foi assim que nos tornamos amigos. Ele se tornou a melhor companhia para uma corrida de domingo no parque, para um passeio depois do almoço, para cafés, sorvetes e até para jantar.

A tensão surgiu quando ele me convidou para voltar ao bar que tocava forró e dançar (ridiculamente)! Apenas por diversão. Nós já sabíamos que estávamos superatraídos um pelo outro, então, seria como ir a um encontro, mas... sem deixar claro que era um encontro de verdade.

Para deixar o clima mais leve, decidimos chamar alguns amigos do trabalho para ir junto. Que ideia genial, hein? *Só que não*. Porque meus dois chefes aceitaram o convite. E eis a cena: eu, Murilo e meus dois chefes juntos, num forró, numa sexta à noite.

Depois de alguns drinks e muitas risadas, ficamos olhando as pessoas dançarem e nos perguntando se conseguiríamos fazer aquilo. Então, eu e o Murilo fomos para a pista de dança, enquanto os chefes ficaram no bar.

Havia uma parede por ali e eu me encostei para fingir serenidade (aquela mesma história de sempre). Foi quando ele parou ao meu lado (de novo) para falar algo no meu ouvido. Mas dessa vez ele não estava olhando para a pista. Ele estava olhando bem nos meus olhos e disse:

— Se você deixar eu te beijar hoje, só vou beijar você daqui pra frente.

O quê? Oi?

Uma pausa aqui. Quero dizer, como ele poderia dizer algo assim? Ele nem sabia se eu beijava bem.

Pelo amor! Ele deve estar apenas jogando seu famoso jogo de charme comigo. Que menino maluco, meu Deus..., pensei.

Mas, no fundo, eu queria aquilo. Eu entendi que estava realmente apaixonada por ele e resolvi... simplesmente deixar acontecer e... ah, aquele beijo...! Foi algo totalmente novo para mim. Foi tranquilo, e foi bom.

Até hoje não tenho uma palavra para descrever o que foi aquele beijo. Era como se fosse algo tão "certo". Meu coração batia acelerado, mas em uma melodia diferente. Uma melodia serena e doce.

Foi surpreendente para mim, porque o beijo dele me trouxe sentimentos de borboletas no estômago e paz ao mesmo tempo. Eu senti uma coisa nova ali. Não consigo encontrar outra forma de explicar, mas foi como a união entre a batida forte de uma paixão e a melodia suave de um amor. Nem sei se essa união é possível, mas ela aconteceu ali, naquele beijo.

Não havia nervosismo. Nenhum outro pensamento vinha, a não ser um tipo estranho de felicidade que eu nunca havia experimentado antes.

E, de repente, no meio do beijo, sentimos um abraço forte, seguido de um empurrão meio desengonçado. Era um dos meus chefes, o Bruno, que estava muito feliz em ver aquela cena!

Detalhe que o abraço e o aperto forte doeram um pouco, já que eu usava três sutiãs cirúrgicos para segurar meus seios, que estavam em uma fase crítica da inflamação. Mas, com certeza, eu estava sorrindo! Eu estava em paz.

— Finalmente! Vocês finalmente estão juntos de verdade! — disse "o patrão".

CAPÍTULO SEIS

UMA PEQUENA SEMENTE EM TERRA SECA

Eu estava extremamente feliz, mas também com muito medo. No fundo, eu estava doente e traumatizada por aquele último relacionamento. Eu sentia medo de cair de novo... Medo de que o Murilo, de alguma forma, descobrisse que eu não era tão incrível assim, ou que não era boa o suficiente.

Esse medo de amar de novo me levou a tomar uma decisão imediata, para tentar me proteger da possibilidade de viver algo dolorido novamente. Então, decidi "cortar o mal pela raiz".

Chamei o Murilo para mais um "encontro de café". Eu tinha preparado um discurso, mas não saiu exatamente como eu imaginava:

— Olha, eu acredito que isso não vai ser bom para nós. Você ainda não sabe, mas tem uma coisa estranha acontecendo com meu corpo, e eu ainda estou tentando descobrir o que é. E isso não só me causa dor, mas também está me afetando emocionalmente. Então, estou meio instável agora. Acho que não vai ser legal pra você... se envolver com tudo isso.

Ele me olhou com um ar de curiosidade e tomou outro gole de café. Nenhum movimento brusco, nenhuma expressão facial de choque, nada. Apenas lançou um olhar calmo e interessado para entender melhor a situação, enquanto tomava seu café de maneira pacífica. Que serenidade ele tinha! Tão charmoso, tão... invejável! Ele, sim, conseguia ser sereno. Então continuei, tentando causar um choque:

— E também... eu sou uma garota cristã! Acho que você não vai conseguir lidar com isso, sabe? Crentes são diferentes, estranhos... — Eu estava tentando de tudo. Precisava fazer ele desistir, ou eu *não* conseguiria desistir dele. — E eu acredito que você não vai gostar de namorar comigo. Eu não sou um mulherão, sabe? Eu tenho várias questões e restrições... Acho que seria melhor pra você cortar agora do que se frustrar comigo depois.

— Qualquer coisa que você tentar falar para me tirar disso aqui... para tentar me afastar de você... não vai funcionar — ele afirmou, tomando outro gole de café, ainda sereno. Eu não estava acreditando. E continuou: — Escuta uma coisa... Eu te conheço há um tempo, e você me contou algumas coisas que aconteceram. Sei que você está lidando com algumas dores e alguns sintomas psicossomáticos. E sei que burnouts podem ser difíceis. Mas eu gosto de você. Eu realmente gosto de você. Do jeito que você *é,* agora ou depois. Eu não me importo se vamos enfrentar algumas coisas difíceis. Eu só quero que você me deixe te amar. Pare de tentar me afastar, quando você sabe que não é o que você quer... — Ele fez uma pausa. — A não ser que você me diga que realmente não quer mais. Mas não pode ser sobre o que você acha que vai acontecer... Tem que ser sobre o que você quer. O que você quer? De verdade.

Parei por um momento e me perguntei como eu poderia merecer alguém tão bom. E também como ele sabia que, no fundo, eu queria muito aquele amor, aquele cuidado e aquele carinho.

— Tem certeza? Você não tem medo de se decepcionar comigo? Porque eu sou meio... diferente. Como eu disse, eu sou cristã e... estou passando por algo emocionalmente complexo — tentei novamente, embora não fosse o que eu queria. O que eu queria realmente era beijá-lo e abraçá-lo mais uma vez, e apenas ter aquela sensação boa de paz de novo. Então eu só parei de falar e fiquei olhando para o meu café.

— Tenho mais do que certeza — ele respondeu, dessa vez, sem tomar o café, mas me olhando nos olhos. — Vamos tentar. Vamos nos dar uma chance! Eu sei quem você é. Sei que você é diferente, e nada disso me importa. Lembra? Eu já te conheço. Mais do que você imagina.

Então nos abraçamos... e nos beijamos. O dia em que eu achei que seria o fim foi mais um começo. E, dali para a frente, o Murilo não soltou mais a minha mão. Nunca mais.

> Vivencie este capítulo através da música:
> "Love Someone" | Jason Mraz

CAPÍTULO SETE

PREPARADA PARA A CIRURGIA

Eu estava com medo, claro. Mas também estava esperançosa. Dessa vez eu tinha o Murilo comigo, segurando minha mão e me dizendo que ia dar tudo certo. E eu realmente acreditava que era a coisa certa a fazer. Movendo os implantes de silicone para trás do músculo, meu problema estaria solucionado, já que ele se fixaria melhor no meu corpo e toda aquela inflamação acabaria de uma vez por todas, porque o médico iria cortar a parte inflamada. Pelo menos era o que eu pensava.

Eu teria que fazer uma mamoplastia, não tinha como escapar. Eu ainda pensava que, depois do que eu tinha feito naquela noite, eu realmente merecia tudo isso. Era bem forte o sentimento de responsabilidade pelo que havia acontecido, e a dor psicológica, carregada de culpa. Todos esses pensamentos estavam entrando comigo na sala de cirurgia. Minha ideia — um tanto ingênua — era que, depois daquele procedimento, eu estaria, como por mágica, perdoada e, finalmente, teria uma nova chance de seguir em frente.

Isso aconteceu em fevereiro de 2015, exatamente um ano após a primeira cirurgia do implante de silicone. Enquanto eu estava deitada na maca e meus olhos seguiam as luzes do teto do corredor até a sala de cirurgia, eu ainda pensava que tudo isso era culpa minha, e que essa cirurgia seria uma forma de perdão. Deus havia deixado tudo aquilo acontecer comigo por causa do que eu fiz. *Eu fiz aquilo*, pensava.

Lembro de estar com os dois braços abertos, uma luz enorme sobre mim, médicos e enfermeiras conversando e rindo sobre um assunto aleatório, como o jogo de futebol do dia anterior ou algo assim... enquanto as lágrimas escorriam pelo meu rosto.

Eu estava assustada. Sentindo frio. Me sentindo perdida e... esquecida naquela maca. De repente, um cara apareceu e disse:

— Ei, querida, vou colocar você para dormir agora, ok? Descanse e tudo ficará bem.

Lembro de apenas olhar para ele e mover a cabeça em sinal afirmativo. Lembro de sentir o gosto salgado da lágrima. Lembro da sensação da mão gelada e suada de nervoso. Então, lembro que olhei para a janela e, enquanto o sol estava nascendo, eu dormi...

CAPÍTULO OITO

NOVA EU, MAS NÃO EU — DE NOVO

Se você já passou por uma cirurgia de implante mamário, sabe que os primeiros dias de recuperação são terríveis. A dor no peito é tão forte que, toda vez que você se levanta da cama, ou mesmo de uma cadeira, dói demais. Respirar é pesado. Esticar a coluna exige bastante esforço e coragem. É um peso grande e uma enorme distensão muscular que acontece ao longo dessa adaptação corporal.

Nesses dias, era minha mãe quem cuidava de mim, e lembro de chorar todas as manhãs, logo depois de ela me erguer do travesseiro e me ajudar a sentar, ainda na cama. E acontece exatamente dessa forma: o exercício é tentar respirar enquanto lida com a dor enorme daquele peso sobre os pulmões, e também com a dor do estiramento muscular.

No início eu não tinha coragem de olhar no espelho, pois sabia que ainda estaria muito inchado — e provavelmente feio — em função dos muitos e muitos pontos. Mas, quando chegou o sétimo dia, pensei que talvez agora eu pudesse dar uma olhada e ver como estava.

Pausa, aqui, para o que eu chamo de efeito "choque do luto".

A sensação que eu tive naquele dia, ao me olhar no espelho, ao ver a quantidade de pontos e ao entender tudo que havia sido recortado e remendado, jamais poderei descrever. Até hoje, muitos anos depois, não sei como descrever.

Já sabe, não é? Fiquei, de novo, paralisada. Anestesiada, dolorida, machucada... Sem ser capaz de processar meus próprios pensamentos. E eu estava apenas parada, quieta. Silenciosa. E as lágrimas caíam sem parar[1].

Fiquei ali, na frente do espelho, sozinha e quieta por algum tempo. Talvez trinta minutos. Apenas deixando tudo ir. Sem pensamentos e, daquela vez, sem música. Era um processo chocante de respirar e respirar. Havia tantos pontos, que eu nem conseguia contar. Meus seios estavam completamente desfigurados, além de enormes.

Eu havia perdido, de fato, a imagem da garota que eu era. E, dessa vez, para sempre. Eu não me reconhecia mais, e, ao que tudo indicava, essa tinha sido minha última chance de tentar me reencontrar. O médico tinha feito tudo o que podia. Era isso. Fim.

E foi então que, depois de um tempo me olhando e tentando processar a terrível imagem do meu "novo eu", percebi alguns pequenos hematomas perto das axilas. Tirei algumas fotos e enviei para o médico. Ele visualizou, mas não respondeu imediatamente. Os clássicos "dois risquinhos azuis" do WhatsApp me contaram isso.

Alguns dias se passaram e os hematomas foram ficando mais fortes. Então, minha mãe decidiu ligar para o médico e, dessa vez, ele atendeu o telefone.

— Olha, querida... É aquilo lá, deve ser a pele dela de novo. Ela precisa consultar um dermatologista com urgência, para não piorar. Não é o silicone, não se preocupe... As reações seriam diferentes. Se fosse algo sobre os implantes, ela estaria com febre de verdade, não febre local... Vá procurar um dermatologista — foi o que ele disse para a minha mãe.

---

1 Na próxima página, você encontrará duas fotos que mostram um pouco de como meus seios ficavam ao longo das inúmeras reações que tive. São imagens fortes.

Não consigo explicar a sensação de entender que eu teria de passar por tudo aquilo de novo.

Liguei imediatamente para o Murilo e disse que estava novamente doente. Dessa vez, certamente, ele desistiria de mim.

E aqui estão duas das fotos que minha mãe tirou quando aconteceu pela segunda vez, após a segunda cirurgia. Encontrei-as em um e-mail antigo que ela enviou ao médico na época, em 2015. Elas foram tiradas após a recuperação dos pontos, mas antes que a inflamação se espalhasse por todo o meu peito e algumas partes da minha barriga.

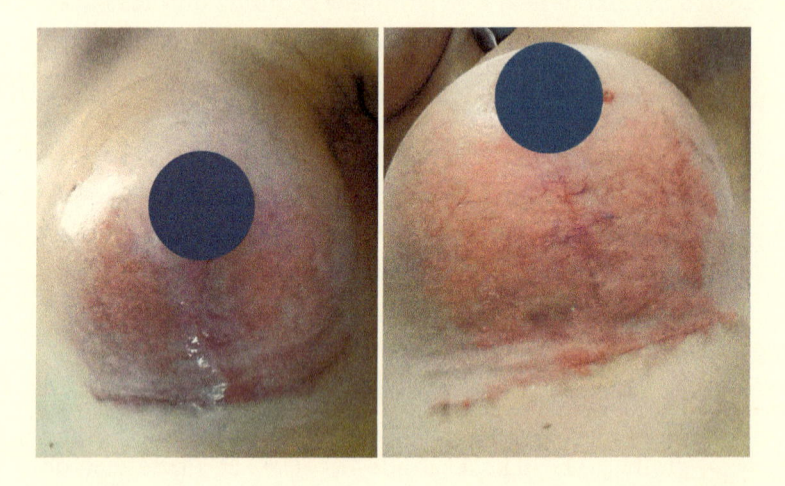

Depois que tirei essas fotos, o vermelho se tornou ainda mais vivo e a pele chegou a ficar em carne viva, mesmo; mas não permiti que minha mãe fotografasse de novo. E, se ela tirou alguma foto, com certeza apagou. Era uma visão muito forte, muito horrível. Depois disso, entrei em uma relação profunda de repulsa com meu próprio corpo.

> Vivencie este capítulo através da música:
> "I Surrender" | Hillsong UNITED, Matt Crocker

CAPÍTULO NOVE
INJEÇÕES DE ESQUECIMENTO

O Murilo não desistiu de mim. Novamente, ele decidiu ficar ao meu lado. Embora eu me sentisse como uma "pedra no caminho", ele ainda me erguia e me fazia sentir melhor a cada minuto que passávamos juntos.

Com o tempo, minha pele só piorou, e a inflamação voltou ainda mais forte do que no ano anterior. Meus seios queimavam, literalmente, e eu já não aguentava mais. Então, dessa vez, decidi reagir. Não ia permitir que meu corpo paralisasse em meio ao caos, e resolvi continuar lutando, mesmo exausta de tantas incógnitas médicas.

Dos cinco dermatologistas com quem passei em consulta, um deles pareceu estar, de alguma forma, familiarizado com aquele tipo de inflamação. Não exatamente nos seios, mas ele pareceu entender o que poderia ser e, mais do que isso, como poderíamos curar. Então, segundo ele, o primeiro passo seria uma injeção de corticoide.

Uma injeção? Sim! Na bunda? Sim. Igual criança. *Bora!*

Alguns dias depois, a febre local melhorou, minha pele não queimava mais e a vermelhidão inflamatória dos microvasinhos foi clareando, até ir embora. Porém, depois de um mês e meio, começou tudo de novo. Os vasinhos inflamaram novamente e a vermelhidão de toda a região cutânea foi se tornando cada vez mais forte. Sem nem pensar, fui atrás de mais uma injeção de corticoide.

O curioso é que, mesmo passando tantos meses desse jeito, eu ainda acreditava que o problema vinha de outra coisa, e não dos implantes. Mesmo que, olhando para trás, seja ridiculamente óbvio. Não acredito que estivesse em negação. Era apenas ingenuidade sobre algo que, na época, não fazia sentido. Em 2015 não havia estudos divulgados pela mídia sobre uma possível doença causada pelos "tão amados" silicones.

Outro fato é que eu acreditava naquele velho cirurgião que havia colocado as próteses em mim. E o que ele me falou sobre tirar o silicone e parecer com "mulheres que têm câncer e depois tiram o seio, ficando com a mama negativa" realmente ficou gravado na minha mente. De fato, eu não queria tirar os implantes apenas por "sentir" que eles poderiam ser o problema. Se a ciência dizia que não era culpa do silicone... eu acreditava. Na minha mente, eu deveria seguir e viver de acordo com o que ele havia dito para mim: ser, para sempre, refém de um implante de silicone.

Enfim, a segunda injeção deu certo. E, alguns meses depois, a inflamação quase desapareceu... de verdade. Depois de quase dois anos vivendo aquela condição inflamatória extremamente dolorida e cruel, finalmente havia passado. Duas injeções com alta dose de corticoide conseguiram conter todo aquele problema.

Liberdade? Não, não mesmo. Apenas ilusão momentânea e passageira de cura.

Entre nós: o que aconteceu foi que meu corpo decidiu parar de lutar daquela forma contra o que quer que estivesse causando a inflamação. Ele entendeu que aquela manifestação imunológica não estava resolvendo o problema; então, cessou a "via de comunicação". O que eu não sabia é que, a partir dali, meu corpo criaria outras formas de reação, dissipando a inflamação para outras partes do corpo. Algo que eu só iria entender — e conseguir fazer as conexões — anos depois. Sem mais spoilers, vamos voltar à história.

No final de 2015, a inflamação visível tinha sumido. A doença teria "desaparecido magicamente"; então, decidi esquecer tudo isso e finalmente viver. Eu jamais desconfiaria que meu corpo ainda estava doente e que esse seria só o começo de muitos outros problemas de saúde.

CAPÍTULO DEZ

A MONTANHA-RUSSA DOS ANOS QUE SE PASSARAM

Eu poderia descer um pouco mais fundo nesse buraco caótico que é a nossa vida e lhe contar sobre todos os anos que se passaram depois de 2013, 2014 e 2015.

Eu poderia passar páginas e mais páginas contando como o Murilo se tornou a melhor coisa que já me aconteceu e como fui descobrindo que ele era, de fato, o homem da minha vida.

Poderia gastar palavras descrevendo as inúmeras vezes em que Deus me ensinou que a busca pela perfeição pode ser bem perigosa, a ponto de tirar o nosso foco das coisas que realmente importam.

Poderia contar a história de como aprendi, da forma mais literal possível e na real presença de Deus, que a chuva é até mais forte e mais bonita que o sol. Aliás, eu vou te contar, só que alguns capítulos mais à frente, quando fizer sentido. Sigo dando spoilers.

Eu também poderia contar sobre as tantas vezes em que vi minha mãe guerreando contra um mundo bem cinza e cruel, sobrevivendo aos problemas mais sérios que a vida pode trazer. Foram muitos lutos, muitas doenças graves, ameaças de morte e, claro, diversos problemas financeiros que ela venceu e nos fez vencer juntas. Isso tudo daria capítulos recheados de emoção, assim como é a vida de todos nós.

Mas decidi seguir esta história indo direto para a conexão com aqueles anos nocivos dos quais falei nos capítulos anteriores. E então você vai, naturalmente, entender de onde vem muito do que aprendi, sem precisar saber de todos os detalhes.

Anos depois, e agora já sendo mãe, pude finalmente enfrentar e encarar tudo aquilo de novo. Dessa vez seria um retorno ao passado, para que eu pudesse, enfim, me curar de vez. Esse caminho é o mesmo que comentei na abertura deste livro. O caminho transformador que a música pode nos ensinar a percorrer. O caminho que desce nos buracos da nossa alma, que cuida, medica, revive, abraça... e nos faz subir novamente, mais fortes, mais firmes e mais corajosos.

Como eu disse, busquei a cura definitiva e verdadeira. E isso envolve a permissão para vivenciarmos as nossas dores na sua mais pura verdade. Envolve a coragem de encarar o luto de frente, seja ele qual for. No meu caso, eram muitos; afinal, perdi muita coisa entre 2013 e 2014. Perdi o chão, quando meus avós morreram em um intervalo de quatro meses. Eles (que eram como pais para mim), meus alicerces e minha sensação de porto seguro. No mesmo ano, perdi o entendimento do valor que eu tinha e, com isso, foram-se também a minha identidade, minha força e até a minha fé. E, como você já sabe, perdi também a minha saúde. Então, por todos esses anos, e depois de tantas perdas, o luto de quem eu tinha sido um dia, era bem grande. Era a dor de perder a menina que um dia eu fora e que, de fato, eu nunca mais seria. Mas, antes de me despedir dela, eu precisava lhe (me) dar um abraço, pedir perdão e, então, curá-la.

Vamos aos fatos!

Foi em 2022, quando me dei conta de que, ao longo de todos esses anos, tive muitas reações estranhas em minha saúde e meu corpo. Todas elas aleatórias — e, na teoria, sem conexão.

Certamente eu havia passado — assim como quase todas as pessoas passam — por eventos estressantes, no trabalho e na vida pessoal; então, eu estava sempre culpando os famosos e possíveis "efeitos psicossomáticos".

Mas a verdade é que, depois de engravidar, e após o período de pandemia, eu já não estava mais enfrentando eventos tão estressantes que justificassem sintomas tão esquisitos. Vamos à lista deles!

Há sete anos, desenvolvi uma espécie de urticária sem causa aparente, que foi piorando e se tornando mais forte com o passar do tempo, até se tornar uma urticária crônica. Era tão forte que chevaga a — literalmente — esfolar minha pele, diariamente, por todo o meu corpo. Às vezes chegava a sangrar.

Outro problema que enfrentei muito foi a respiração. Bastava subir três ou quatro degraus, ou até mesmo fazer alguma apresentação em pé, no trabalho, por exemplo, que eu ficava totalmente sem fôlego. Enviar áudios pelo WhatsApp era um desafio e tanto. E isso também foi piorando ao longo do tempo.

Mas um fato curioso sobre essa falta de ar é que eu não a percebia. Quem me alertou foi o Murilo. Eu já tinha me acostumado a ficar ofegante; então, não era uma questão. Mas ele percebeu que estava fora do comum. No início, brincávamos com a situação, mas logo ela passou a nos preocupar. Não era uma situação muito normal e comum para alguém tão jovem.

Então, vieram as tonturas. E isso me irritava profundamente, já que eu passava o dia inteiro sem conseguir me levantar da cama, com a sensação de estar bêbada sem nem sequer ter colocado uma gota de álcool na boca. Isso acabava com o meu dia. E, pior, depois que essa crise forte passava, eu ainda ficava alguns dias nesse estado constante de moleza. Era como se eu vivesse meio "bugada".

Outro sintoma estranho, que me deixava preocupada, era o fato de ter perdido minhas forças. Eu sentia que estava sem força física e sem disposição para nada. Vivia cansada. Mas não de um jeito normal, como qualquer pessoa ficaria após um dia corrido. Era de uma forma bastante incomum. E, com a moleza, vinha a repetida falta de ar... e uma coisa puxava a outra.

Eu ficava irritada por não conseguir brincar com meu filho, por não conseguir respirar depois de pegá-lo no colo para trocar uma fralda. Bastante irritada e... cansada.

Também cheguei a desenvolver uma hepatite grave, aparentemente sem motivo. Fiquei cinco dias internada. Até hoje não sabemos, ao certo, de onde ela surgiu, mas sabemos que existe, sim, a probabilidade de ter sido uma reação autoimune. Mais uma...

Perdi muito cabelo ao longo dos anos, além do normal e esperado. Sem falar na textura e na cor da minha pele, que, com o tempo, foi se tornando cada vez mais seca e amarelada. E não foi apenas a perda natural do colágeno. Foi muito além da normalidade. Mais ainda: surgiam manchas e dores no corpo constantemente, sem razão.

Ocasionalmente, eu também tinha palpitações cardíacas. Inclusive, isso era algo que me assustava bastante; mas com o tempo, eu me acostumei com ela. Aprendi a ter calma e a esperar quietinha, até normalizar.

Outro problema que eu tinha e não me dava conta era a visão turva. E isso só veio piorando com o tempo. Não era algo que óculos poderiam arrumar. Era como se eu sempre estivesse com algo dentro do olho. Eu coçava, coçava e... não tinha nada.

E, por último, veio o sintoma neurológico, que me fez desistir dos meus sonhos profissionais. Conforme os anos foram passando, comecei a ter a tal da "névoa cerebral". Hoje sei que esse é o nome; mas, na época, eu acreditava que apenas tinha algum "probleminha no cérebro". E esse sintoma era bem assustador, e até vergonhoso. Eu esquecia o que estava fazendo exatamente no momento em que estava fazendo. Chegava a ficar um tempo parada, pensando, sem entender o que tinha acontecido antes, para me levar até ali. Foram inúmeras situações constrangedoras em função da perda de memórias recentes. Algumas vezes, a risada terminava em choro, ou eu ligava para minha mãe, perguntando se ela não estava mesmo escondendo algum problema neurológico.

Com o tempo, essa névoa cerebral prejudicou minha performance no trabalho, e me fez esquecer o que era capaz de fazer. Eu esquecia até o que havia acabado de aprender sobre um novo cliente ou um novo formato de pesquisa e redação. Mesmo estando ali, na minha frente, eu não me lembrava das apresentações e das matérias que eu mesma havia feito, pouco tempo antes. Eu digo que essa névoa matou minha autoestima e, com ela, a minha produtividade. Ano após ano, eu piorei muito no meu desempenho profissional. E, até então, eu culpava o "fator estresse", ou mesmo uma possível depressão. Eu queria acreditar que o problema era o entorno: o local de trabalho, as pessoas e até os amigos... Fui me fechando e me escondendo.

Mas, conforme já mencionei, em 2022 eu não estava em um momento estressante. Então, por que tudo isso ainda acontecia com o meu corpo e extrapolava o ambiente do trabalho? Acontecia também na minha vida pessoal e no meu dia a dia.

Foi então que eu decidi fazer o que todo médico pede para não fazermos: olhar na internet. E eles têm certa razão em dizer isso. Mas, dessa vez, a pesquisa me salvou. Você vai entender no próximo capítulo.

Antes de terminar, te digo que a maioria dos sintomas era invisível, então você vai ficar apenas com a descrição deles (e já te adianto que a maioria das reações da Doença do Silicone não é visível e, pior, é silenciosa). Mas um dos meus sintomas era aparente e, por isso, decidi colocar aqui. Essa era apenas uma das diversas formas pelas quais meu corpo reagia, quase todos os dias, contra si mesmo.

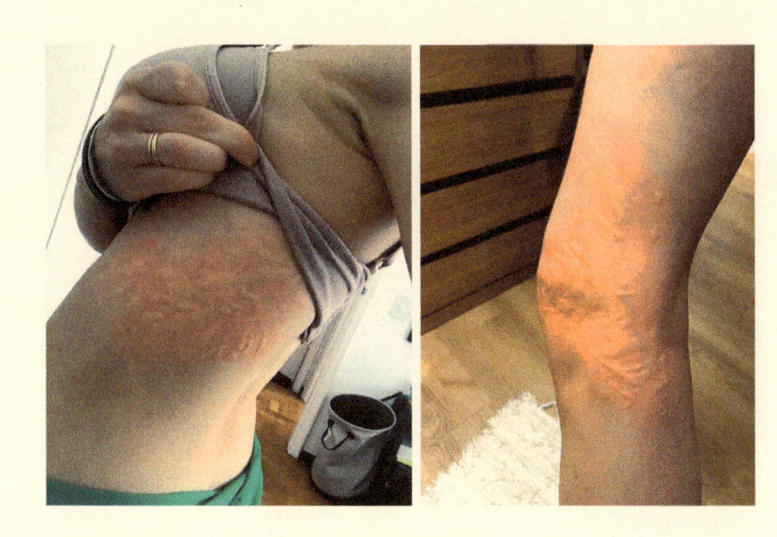

Vivencie este capítulo através da música:
"Even When It Hurts" | Hillsong UNITED, TAYA

CAPÍTULO ONZE

LIGANDO OS PONTOS

Steve Jobs disse uma vez que só podemos ligar os pontos quando olhamos para trás. Então, talvez eu só conseguisse lidar com toda essa descoberta depois desses anos; se bem que eu ficaria eternamente grata se alguém tivesse me contado sobre isso antes.

Não sei exatamente como, mas acabei lendo sobre a Doença do Implante Mamário, na internet, e meu mundo virou, novamente, de cabeça para baixo. Mas, desta vez, foi em direção ao caminho certo. Era como se ele pudesse, enfim, voltar aos eixos.

Você também vai ouvir falar dela como a Doença do Silicone, como eu mesma já escrevi diversas vezes neste livro. Ela é uma complicação silenciosa e discreta, que atua em doses homeopáticas ao longo de anos. O que acontece com nosso corpo, depois de colocarmos os implantes, ninguém nos avisou que aconteceria, o que é bastante injusto e cruel, inclusive. Mas falaremos mais sobre isso depois. Agora, vamos nos concentrar nos fatos e nas evidências.

No momento em que colocamos um implante dentro de nós, inicia-se um processo de vazamento de gel de silicone. Vamos nos aprofundar e refletir sobre isso.

Disseram a você que o silicone é impermeável? Pois bem, dentro de um corpo humano ele não é.

Você pode ver vídeos na internet de próteses de silicone sendo atropeladas, literalmente, por carros e caminhões, sem danificar visualmente sua estrutura. Uau, maravilhoso. Mas e o que acontece quando as colocamos dentro de um organismo vivo? Pois bem, isso só nós, as cobaias, podemos contar. E a notícia não é nada boa.

Todo implante de silicone, seja ele de qual marca, tamanho ou textura for, nada mais é do que um gel de silicone coeso, revestido por um invólucro de silicone ou poliuretano. E esse invólucro não é impermeável. Veja bem, ser coeso significa que as moléculas estão unidas por uma força e ligadas entre si, mas isso não garante que ficarão agrupadas para sempre. Pense em uma bexiga cheia de ar, por exemplo. Com o passar dos dias, você não percebe o ar saindo, mas a bexiga vai ficando murcha, certo? E, por fora ela, não estourou nem rasgou, correto? Algo similar pode acontecer com as próteses.

Então, escute: as próteses de silicone não são impermeáveis.

Mesmo que a indústria (produtora e vendedora das próteses) e muitos médicos (vendedores de cirurgias estéticas) nos digam que o silicone é seguro... Hoje sabemos que ele não é.

São inúmeras as provas, inúmeros os estudos e milhares de mulheres, ao redor do mundo todo, como testemunhas disso.

E o que acontece é que, com o passar do tempo (e não precisa ser muito tempo, não), o silicone inicia um processo de degradação, e isso faz com que sua porosidade aumente. Nesse processo, partes do silicone se soltam e transpõem o invólucro. Quando isso acontece, temos silicone literalmente vazando para dentro do nosso corpo, de maneira bem lenta. Esse processo é conhecido como *gel bleeding* (dê um Google — vale a pena).

A parte boa (se é que tem alguma) é que, a partir do momento em que introduzimos próteses de silicone dentro de nós, o nosso corpo (que é incrível e perfeito) cria uma cápsula ao redor desses implantes, na tentativa de se proteger daquele corpo estranho. Então, a boa notícia é que grande parte das minúsculas partículas de silicone que vazam do implante fica presa dentro dessa cápsula. E a notícia ruim é que uma parte delas não fica retida nessa cápsula e segue em direção aos nossos órgãos e a diversas outras partes do corpo. E, infelizmente, hoje não existe uma maneira de detectar onde essas partículas se depositaram em nós. Não é possível saber, com exatidão, em que parte do corpo temos silicone que vazou de nossas próteses.

O maior problema do gel bleeding é que ele desencadeia reações inflamatórias. E não somente onde está a maior quantidade do silicone que vazou — nos nossos seios, e retidos na cápsula criada pelo nosso corpo –, mas também em outras partes do nosso corpo onde outras micropartículas possam ter se depositado. E, com a repetição desses eventos, todo o nosso sistema imunológico começa a ser afetado. E, pronto, ficamos doentes, repetidas vezes, sem saber a causa raiz.

Bom, essa é a minha forma de explicar, mas peguei um trecho de explicação realizada pelo Dr. Eduardo Fleury, que estuda esse assunto há anos e inclusive foi responsável pela análise da minha ressonância (obrigada, doutor, por tanto!). Em seus trabalhos, ele explica o gel bleeding usando a ciência, e relata sua vasta experiência em análises de ressonância magnética, com diversos casos e comprovações. Vale, inclusive, conferir o livro dele sobre o tema.[2] Em uma das explicações que ele escreveu com a Dra. Fabiana Catherino, sobre como a doença é desencadeada, podemos entender a gravidade desse extravasamento de gel de silicone dentro do nosso corpo:

> Cada vez que parte do gel entra em contato com a cápsula, faz uma reação inflamatória e forma um granuloma, que é

---

2 FLEURY, Eduardo de Faria Castro. *A voz do silêncio:* quando a ciência é inimiga. A saga da doença do silicone. Edição do autor, 2020.

um nódulo de inflamação. Acontece que isso se repete por várias vezes. Cada vez que houver resposta inflamatória, acontecerá esse processo, não mais afetando o granuloma apenas, mas em todo o silicone que está disperso no corpo.

Haverá uma oscilação entre esse processo de inflamação e aquietação. Forma-se então uma cicatriz nessa área do nódulo inflamatório, composta por células de defesa (macrófagos) e silicone no seu interior. [...]

Além disso, pode haver um desequilíbrio no crescimento e substituição de células como os linfócitos T, que atuam na defesa do organismo. E o organismo começa a recrutar linfócitos que são imaturos ainda. E então é quando surge o ALCL (linfoma anaplásico de células gigantes). Perceba que a origem da doença do silicone e do linfoma é a mesma![3]

Ou seja, ter um implante de silicone no nosso corpo é a certeza de que, ao longo do tempo, vamos passar por inúmeras reações inflamatórias, das mais diversas possíveis. Essas reações podem ser intensas ao ponto de nos levar a desenvolver doenças autoimunes e, inclusive, câncer.

Com o tempo, começamos a desenvolver sintomas completamente aleatórios e incomuns, que nada mais são que uma reação do nosso corpo, tentando lutar contra todos essas partículas estranhas. E, sem perceber, começamos aos poucos a adoecer. Sintomas que vêm e vão inúmeras vezes. É o nosso corpo nos dizendo que algo está estranho, que está lutando contra alguma coisa, ou mesmo, em alguns casos, lutando

---

3   CATHERINO, Fabiana. Entendendo o gel bleeding. *Síndrome Asia e a Doença do Silicone,* 14 dez. 2020. Disponível em: https://adoencadosilicone.com.br/2020/12/14/entendendo-o-gel-bleeding/. Acesso em: 8 ago. 2023.

contra si mesmo, confuso pela recorrência do vazamento de gel. É isso. "Simples" assim.

E, por experiência própria e por ter tido contato com inúmeros relatos e estudos sobre o tema, escrevo sem medo de afirmar a seriedade dessa sentença.

Existem diversas listas de sintomas da Doença do Silicone que você pode estar sentindo nos dias de hoje. Inclusive, essa é uma busca que você mesma pode fazer, na internet e nos estudos disponíveis sobre esse assunto. Mas vou colocar aqui uma dessas listas para ajudar a elucidar o tema.

DOENÇA DO IMPLANTE DE SILICONE	
LISTA DE SINTOMAS	
Fadiga	Recuperação muscular lenta depois de atividades
Confusão mental, perda de memória	**Palpitações no coração**, mudanças no ritmo do coração ou dor cardíaca
Dor nos músculos e nas articulações	
Queda de cabelo, pele e cabelo secos	Dores nas articulações, ombros, quadris, coluna, mãos e pés
Envelhecimento precoce	**Gânglios linfáticos inchados e sensíveis nas área das mamas**, axilas, garganta, pescoço e virilha
Problemas com o peso	
Inflamações	Desidratação sem motivo
Alterações no sono e insônia	Micção frequente
Olhos secos, declínio na visão	**Sensação de dormência/ formigamento nos membros superiores e inferiores**
Sintomas de hipo e hipertireoidismo	
Sintomas de hipo e hiperadrenocorticismo	Membros, mãos e pés frios e sem cor
Problemas na paratireoide	Desconforto torácico geral

Desequilíbrio hormonal, queda na produção de hormônios, menopausa precoce	**Respiração curta, fadiga crônica**
Histerectomia	**Dor ou sensação de queimação ao redor do implante ou nas axilas**
Diminuição da libido	**Disfunção hepática** ou renal
Cicatrização lenta, facilidade para contusões	Problemas na vesícula biliar
Pigarro, tosse, dificuldade para engolir, sufocamento, refluxo, gosto metálico	Sintomas de choque tóxico
	Ansiedade, depressão e ataques de pânico
Tontura	**Sensação de morte iminente**
Doenças gastrointestinais tais como refluxo ácido, refluxo gastroesofágico, **gastrite**	**Sintomas de fibromialgia**
	Sintomas de doença de Lyme
Intestino solto, síndrome do intestino irritável, supercrescimento bacteriano no intestino delgado	Sintomas de doença de Epstein-Barr
Pancreatite	**Sintomas de doenças autoimunes**, como **síndrome de Raynaud**, tireoidite de Hashimoto, **artrite reumatoide**, esclerodermia, **lúpus**, síndrome de Sjögren, doença mista do tecido conjuntivo, esclerose múltipla, sintomas de BIA
Febres, **suores noturnos, intolerância ao calor/frio**	
Infecções bacterianas, virais e fúngicas persistentes	
Infecções por levedura, candidíase, sinusite e infecções do trato urinário	
Rash cutâneo, urticária	
Zumbido no ouvido	ALCC (linfoma associado ao implante mamário – linfoma anaplásico de células gigantes)
Intolerâncias e alergias alimentares repentinas	
Dores de cabeça, enxaqueca e enxaqueca oftálmica	Diagnóstico de câncer

Esses são sintomas do seu corpo, lutando contra um corpo estranho. Se o seu implante é salino ou de silicone, a própria cápsula é de silicone. O silicone não é inerte, e muitos ingredientes tóxicos são usados na sua fabricação. O sistema imunológico fica sobrecarregado por lutar contra esses corpos estranhos, incapaz de se desintoxicar, e o silicone se decompõe e viaja através do corpo.

FONTE: Adaptado de Healing Breast Implant Illness (healingbreastimplantillness.com).

Dessa lista, deixei em negrito os mais de dez sintomas que eu sentia constantemente.

E, de repente, tudo fez sentido. Eu não estava louca. Eu não estava alucinando. Era real. Meu corpo estava realmente pedindo ajuda.

A inflamação cutânea absurda durante os dois primeiros anos com os implantes; os hematomas estranhos e sem motivo aparente; as inflamações no pâncreas; a tontura; a fadiga; a urticária crônica que desenvolvi... o nevoeiro mental; entre outros tantos. Eu estava doente, não louca! Eu estava muito doente, e isso sim poderia estar me causando estresse/burnout. Enfim, era real.

Meu corpo estava lutando contra si mesmo e os sintomas eram, sim, como os de doenças autoimunes. Isso é loucura, né? Como algo tão importante assim pode estar "só" na internet?! Como pode toda essa informação estar "escondida" ali?

Encontrei tantos artigos, tantas provas. Milhares e milhares de casos em todo o mundo. Tantos grupos de Facebook, páginas de Instagram com milhares de mulheres dividindo provas, através das suas histórias. E compartilhando o primeiro passo em direção à cura: o explante. Tudo estava lá, e "somente" na internet!

A sensação de descobrir tudo aquilo sozinha era uma loucura. Foi como tirar uma venda dos meus olhos e, ao mesmo tempo, sentir uma indignação absurda por ter descoberto tudo isso sem a condução de órgãos públicos ou médicos, que deveriam ser responsáveis por isso.

A Doença do Silicone é algo TÃO grande, mas, ao mesmo tempo, tão escondido. Inclusive, um detalhe em meio a toda essa descoberta: em 2020, o FDA (Food and Drug Administration — tipo a Anvisa dos EUA) decidiu emitir um "aviso caixa-preta" nas próteses mamárias de todo o país, chamado *Black Box Warning*. Isso é um baita de um começo. Esse tipo de aviso é da categoria mais forte exigida pelos regulamentos americanos e, basicamente, deixa explícito que as próteses de silicone podem ter efeitos colaterais graves e até potencialmente fatais.

Vale ler mais sobre tudo isso em um site, que contém todas as informações necessárias para se aprofundar no assunto. Ele foi criado pela Dra. Fabiana Catherino, minha médica e uma das poucas especialistas no assunto, hoje, no Brasil. Eu não consigo contar a minha história sem falar da Fabi, é impossível. Ela fez toda a diferença, do início ao fim... E faz até hoje. Então, naturalmente, você vai ler mais sobre ela daqui pra frente.

Mas, por ora, vamos focar no site da Dra. Fabiana, que contém todas as fontes e estudos de comprovação que ela buscou ao redor do mundo. É uma das coisas mais ricas que temos no nosso país sobre esse tema tão importante: https://adoencadosilicone.com.br/caixa-preta-das-proteses/.

Muito obrigada, Dra. Fabi.

A parte bonita dessa história tão cruel é que as mulheres começaram a se conectar via internet ao redor do mundo para **se ajudarem**. Estamos usando a internet para dar as mãos, mesmo com quilômetros de distância entre nós. São tantas histórias parecidas com a minha... Tanta evidência, tanta descoberta.

Minha esperança foi crescendo, à medida que fui me conectando com essas "irmãs" ao redor do mundo. Agora sim eu poderia me curar de verdade. Agora sim eu tinha a verdade em mãos. Eu podia ler e entender meu corpo, sem preconceitos, sem desconfiança. Entendi o que ele estava tentando me dizer há tanto tempo.

Depois disso, era como se cada caquinho recolhido dessa minha história comum e, ao mesmo tempo, estranha, fizesse total sentido.

Olho para cada experiência que compartilho aqui como uma espécie de propósito, saindo do lugar mais profundo do meu coração.

Mas, claro, com a venda saindo dos meus olhos, também tive que enfrentar a verdade sobre tudo o que está por trás da existência da Doença do Silicone. E nós vamos falar sobre isso nas próximas páginas.

> Vivencie este capítulo através da música:
> "Believer" | Imagine Dragons

CAPÍTULO DOZE

POR TRÁS DE UMA INDÚSTRIA COMANDADA POR HOMENS

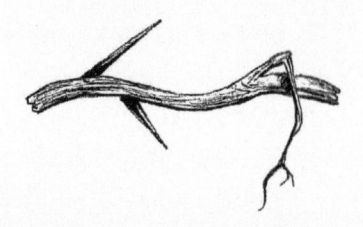

Uma das primeiras coisas que eu tive que digerir e tentar assimilar foi a minha ingenuidade na época. E tudo bem, eu tinha idade para ser ingênua. Mas pensar que me permiti cair em tantas relações abusivas de diferentes frentes, desde aquela noite do primeiro capítulo deste livro, até a relação com o meu cirurgião da época e suas falas contra meu corpo... É mesmo cruel e difícil de engolir.

Você sabia que existem mulheres que precisam fazer, escondidas, seus exames e consultas médicas, pois os maridos não aceitam que elas tirem seus silicones? Pois é. O fato de sermos uma comunidade unida virtualmente nos permite compartilhar esse tipo de coisa. Pois bem, mulheres são ameaçadas de perder seus casamentos caso pensem em tirar o silicone. Que tipo de relação abusiva e doentia é essa?

Hoje é mais fácil para as pessoas detectarem homens abusivos em um relacionamento amoroso, como foi o que passei com o Uriel. Hoje o termo "relacionamento tóxico/abusivo" é bem mais difundido e compreendido. Mas vamos pensar nas outras relações que podem existir além dos casais.

Vamos falar de propaganda? O que consumimos nas redes sociais não são, de alguma forma, conteúdos que dizem o que devemos fazer com nosso corpo? Temos que "performar" em todos os sentidos: nossa barriga deve estar chapada, nossos seios devem estar redondos e em pé. Devemos postar quando malhamos; essa é uma forma de provar que não só estamos dentro dos padrões, mas o exercemos diariamente. Além disso, nossa pele não pode ter poros aparentes. Ela deve ser viçosa, brilhante e nosso skincare deve estar em dia. Se não estiver, alguém vai escancarar a sua falha, mostrando nos stories uma rotina perfeita. Se tiver manchas, então... Use filtro. Ah, e a cor dos nossos dentes não pode ser natural! Bonito, agora, é colocar lentes brancas nos dentes... Por fim, a nossa sobrancelha deve ser alisada e penteada. Não me venha com sobrancelha "não cuidada"!

Não é uma loucura a forma como o "belo" é moldado naquilo que nós mesmos propagamos? Você já parou para pensar no quê, de fato, é belo, fora tudo isso que está na propaganda do senso comum?

Será que as relações tóxicas também não estão na tela do nosso celular? Será que não é abusiva a maneira como algumas propagandas podem nos persuadir?

Vamos falar sobre os médicos — especialmente os da indústria de cirurgia plástica? Por que alguns deles se sentem no direito de dizer o que fazer ou não fazer com nosso corpo? Muitos deles nos pedem para tirar a roupa e partem para uma avaliação, cruel e fria, da nossa imagem, das nossas formas e curvas. E pior: se dissermos que nos sentimos doentes, eles nos fazem acreditar que é algo "só" da nossa cabeça. E alguns, pasmem, culpam até os hormônios.

Pare pra pensar: até que ponto faz sentido tirar a roupa (e, em alguns casos, como foi comigo, até subir em um banquinho, com holofotes em nossa direção) para ouvir críticas com relação ao seu corpo? Por que nós nos permitimos, nos submetemos a isso? A capacidade de encontrar defeitos faz com que médicos sejam melhores? Digo isso porque fui em diversas consultas que pareciam uma verdadeira corrida, na busca por "coisas a serem arrumadas" no meu corpo. Era meu umbigo que estava feio após a gravidez, minha cintura que não tinha curvatura, minha barriga que estava flácida, meu bumbum que não tinha um formato bonito e sensual... meu peito, então, nem se fale. Ouvi tantas coisas antes de encontrar a Dra. Fabiana... E eu só estava buscando ajuda para explantar! Ouvi, inclusive, que deveria trocar as próteses por outras novas, mais modernas... E esperar mais uns dez anos e trocar de novo, e assim por diante.

Sim, eu fui em diferentes médicos para falar sobre o desejo e a necessidade do explante. Em todos eles relatei meus sintomas e contei meu histórico de problemas. E, sim, recebi propostas de lipoaspiração, plástica no umbigo, colocação de novas próteses e inúmeras críticas à flacidez dos meus glúteos! Isso tudo com um bebê de um ano no colo. Quão doido é isso?

Cheguei à conclusão de que algumas das consultas que fazemos por aí podem ser como um ataque tóxico ao nosso ser. Um abuso de autoridade, pois os médicos se colocam em uma posição de quem tem direito a fazer críticas e insultos.

Eu não tenho dúvidas de que muitos médicos têm boas intenções. Muitos procuram cuidar da melhor forma de seus pacientes. Afinal, a profissão tem esse zelo na sua essência. Sei disso porque eu vim de um lar da área da saúde. Meu pai era médico, um cirurgião ortopédico. Minha mãe, formada em fisioterapia e educação física, atuou na área por anos. Ambos amavam as suas profissões e realmente atuaram com o propósito de curar e ajudar as pessoas. Eu cresci dentro de um lar onde muito se falava sobre a importância e o valor da medicina, da ciência... E, por isso, acredito muito no poder da atuação de todos os profissionais da área.

Quem atua na área da saúde tem a profissão que eu, particularmente, mais admiro, em função da sua causa! Mas não podemos negar que, assim como temos bons profissionais, extremamente humanos, também temos aqueles que acabam colocando outras questões acima do que é prioridade e do que é verdade. Existem muitos profissionais que perderam o bom senso e acabaram esquecendo que a mais importante função da medicina é cuidar e curar. E eu, infelizmente, esbarrei em muitos desses ao longo de todo o meu processo com a Doença do Silicone. Encontrei médicos que deixaram de ser médicos e se tornaram "celebridades"... Perderam, sem perceber, o *core business* da profissão.

Por fim, vale falar de toda a cadeia. Precisamos refletir sobre o fato de que, hoje, existe uma indústria gigantesca que guarda informação, que nos esconde o verdadeiro problema por trás da colocação de silicone, que não escancara o fato de que as próteses, de qualquer tipo/material, marca ou tamanho, todas elas, comprovadamente, passam por vazamento de gel dentro do corpo humano. E por que será que isso não é devidamente disseminado? Quão cruel é todo esse sistema? Quão cruéis são essas relações a que nós, mulheres, somos submetidas?

Já me perguntei, e até hoje me pergunto, se é por dinheiro, por lucro, ou ainda por status. E esses questionamentos também me fazem pensar no custo por trás de tudo isso: a saúde feminina! Eu acredito que esse pode ser o custo de toda a indústria de próteses de silicone. Podem ser fábricas, empresas, clínicas... São muitas caixinhas representadas aqui.

Dizer que estamos acabando com a saúde de milhares de mulheres mundo afora não é um exagero ou drama. É um fato. E estamos fazendo isso sem perceber.

O FDA fez um grande progresso colocando a caixa-preta nas próteses nos Estados Unidos, mas, ainda assim, em todo o mundo, as mulheres estão sendo enganadas sobre os riscos de escolher um procedimento tão prejudicial e comprometedor à saúde em função de estarem mais felizes com sua imagem no espelho.

No Brasil, país que costuma ocupar o segundo lugar no ranking mundial de cirurgias plásticas, a informação sobre os riscos de colocar silicone ainda não é propagada. Até hoje, 2023 — o ano em que escrevo esse livro —, não temos nenhum órgão público se posicionando sobre essa causa. E seguimos sem a conscientização necessária sobre essa questão, que é de saúde pública. Se não fossem médicos como a Dra. Fabiana Catherino, ou o Dr. Eduardo Fleury, estaríamos ainda mais no escuro.

Isso tudo é muito cruel. Se soubéssemos da verdade sobre os riscos da colocação do silicone, será que escolheríamos, mesmo, fazer isso conosco?

E por que colocamos?

Para sermos aceitas, como foi o meu caso? Então, o que estamos fazendo com as pessoas, para elas sentirem que não são dignas de serem aceitas como são?

Por autoestima? Então, o que estamos ensinando às mulheres sobre seu real valor? O que é ou não é belo, e quem define isso?

Para fins estéticos? Então, até que ponto a nossa saúde deve ser comprometida para que possamos tirar fotos e colocar nas redes sociais? Qual o real valor da nossa saúde, física e mental?

Se você parar e realmente pensar sobre esses pontos, descobrirá que somos uma sociedade falida, danificada e atrasada, quando falamos sobre os direitos e valores das mulheres. Evoluímos bastante nas últimas décadas; fato. Mas ainda temos muito a caminhar.

A verdade sobre a Doença do Silicone deve ser comunicada em um enorme megafone para todo o mundo. Precisamos eleger um mês com alguma cor, para a conscientização sobre a doença. Precisamos mobilizar grandes marcas do mercado a construírem campanhas pela causa. Precisamos dar acesso aos exames necessários, como a ressonância. Precisamos mover a justiça a favor dos nossos direitos de cobertura de convênio. Precisamos de muito, ainda. E precisamos de todos envolvidos nisso.

Não é possível que algo tão importante assim não esteja nos relógios de rua ou mesmo na televisão. Não é possível que não tenhamos eventos, palestras, órgãos governamentais falando sobre a causa... Não é possível que isso tudo ainda esteja apenas nas entrelinhas dos processos cirúrgicos e nas redes sociais das vítimas. Pelo menos nós estamos aqui. Enquanto levantamos um braço e gritamos ao mundo a verdade sobre tudo isso, esticamos o outro para erguer nossa irmã que ainda está passando por todo esse processo. E, assim, seguimos.

> Vivencie este capítulo através da música:
> "Natural" | Imagine Dragons

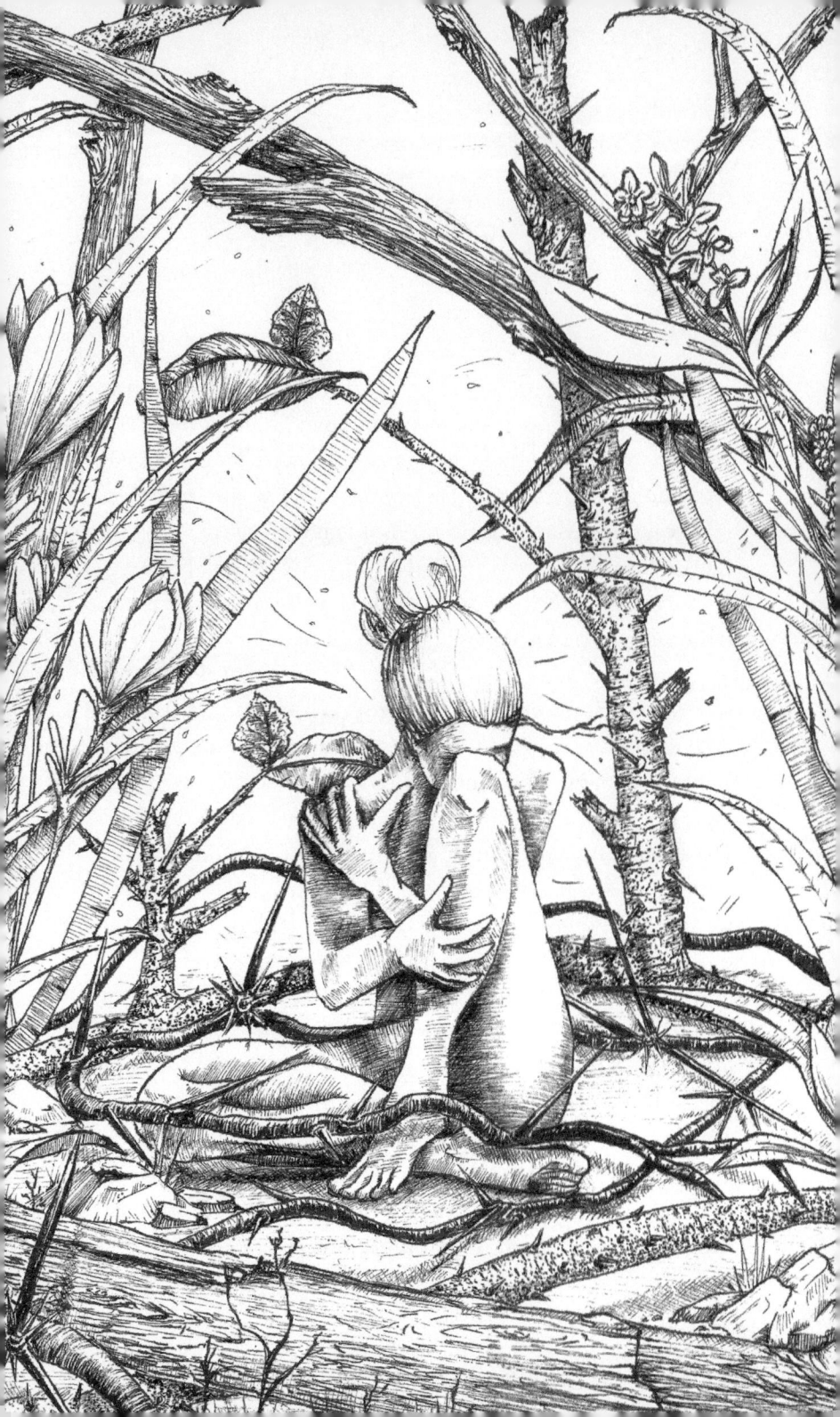

CAPÍTULO TREZE

ÀS VEZES, O PERDÃO É COMO UM HOMEM EM GUERRA

O nome deste capítulo vem de uma das músicas mais poderosas e lindas que já ouvi: "Heaven Knows", da banda de rock cristão Hillsong UNITED, cujo segundo verso diz *"sometimes forgiveness is like a man at war"* ("às vezes o perdão é como um homem em guerra", em tradução livre).

Creio que perdoar os outros e, principalmente, a si mesmo, pode ser como estar em um campo de batalha.

Neste último ano, em que, para ligar os pontos, tive que olhar para trás e revisitar minha própria história e minhas antigas escolhas, precisei encontrar uma maneira de me perdoar.

Remover as próteses me remeteria ao corpo que tive quando sofri abusos. E, para muitas mulheres, esse é o medo: voltar ao tempo em que algo não estava bom na nossa vida. É remeter a dores do passado. E, para fazer a conexão do tempo antigo com o tempo de hoje, é preciso encontrar o — tão difícil — perdão.

Levei meses e meses para conseguir falar sobre isso com meu marido. Meu eterno amor, Murilo... Que segue sereno e charmoso demais!

Para mim, ainda é bastante profundo e difícil escrever estas páginas. Compartilho com você uma pequena porção de tudo o que aconteceu não só comigo, mas com milhares de mulheres, e, se não aconteceu com você, muito provavelmente aconteceu com uma mulher que você conhece.

Assimilar tudo o que fizemos a nós mesmas, e o motivo pelo qual fizemos, pode ser bem difícil em muitos casos, como foi para mim. E, para encontrar uma maneira de me perdoar, tive que buscar entender e viver novamente o verdadeiro amor de Deus. Então voltei a toda a história da Bíblia.

Começo falando sobre a loucura que é pensar que um Deus superpoderoso enviou seu filho à Terra para entregar sua própria vida pela liberdade da humanidade. E nós já sabemos que Deus escolheu as coisas loucas para confundir as sábias; então posso falar, sem medo, que pensar no plano de salvação que Deus criou, para a humanidade, é pensar "Nossa, que loucura!". Afinal, Jesus veio para salvar quem menos merecia a salvação: nós.

Vamos deixar claro por quem Jesus veio morrer, segundo a própria Bíblia: nós — humanos —, pecadores. Inclusive, se entendermos realmente o que é pecado, saberemos que ninguém escapou dele. Todos nós somos pecadores (sim, mesmo que você nunca tenha matado alguém e mesmo que você seja "do bem" e gentil com as pessoas). Vou falar mais uma vez: somos todos pecadores e ponto-final. O assassino é pecador, eu sou pecadora, você é pecador, a dona da padaria da esquina é pecadora. Então Jesus veio para mim, assim como veio para você e quem quer que venha à sua mente.

Segundo a Bíblia, Jesus morreu para que nós pudéssemos ser julgados livres dos nossos pecados diante de Deus. Foi como uma troca, na qual Ele se manteve santo e morreu em nosso lugar. A partir do momento em que aceitamos esse sacrifício em nosso coração, naturalmente nos convertemos a Cristo e somos perdoados por Deus. O termo "graça" implica ser "de graça". A graça de Deus é essa. É Jesus. Por amor, e nada além disso.

Então, primeiro, grave esta palavra: graça.

Parece simples, se fizermos uma leitura superficial sobre a vinda de Jesus. Mas, se você se permitir uma reflexão mais profunda, vai entender que a mensagem do evangelho, a mensagem da graça, é escandalosa! Porque a graça não segue o padrão lógico que todas as religiões seguem, o de "faça o bem para receber o bem; faça o mal e receberá o mal". A graça quebra esse padrão por completo e por isso é tão fácil esquecermos do seu real significado: temos direito ao melhor de Deus e da vida, mesmo sem nunca merecer. Logicamente falando, racionalmente pensando, não é justo. E é exatamente isso que a graça faz. Jesus, a graça em pessoa, veio para quebrar todas essas barreiras... Do que faz ou não faz sentido na nossa — tão limitada — mente. Por isso que o amor de Deus é inimaginável para nós, humanos. Uau! Como entender que a graça transforma a nossa mente por completo...?

Em Romanos 11:6, Paulo explica bem isso:

> Mas se é por graça, já não é pelas obras; de outra maneira, a graça já não é graça. Se, porém, é pelas obras, já não é mais graça; de outra maneira a obra já não é obra.

Pensar que podemos receber o melhor da vida sem depender das nossas obras, do nosso mérito, é uma tarefa difícil de entender. De verdade. Porque o mesmo Jesus que veio para exercer a graça também foi o Jesus que nos ensinou a não permanecer no pecado. E, por isso, às vezes, nos confundimos e entendemos que, para ter a graça, é preciso primeiro nos livrarmos do pecado. Mas não, a graça vem primeiro.

Quando entendemos, espiritualmente, o que Jesus fez, mudamos completamente a nossa vida. E "fazer o bem" acaba sendo uma consequência natural, que transborda do nosso coração, uma vez que nos convencemos desse amor surreal de Deus. Você não "tem que sair do pecado", você passa a não querer viver nele. Mas, se isso não vem de dentro de você, em função do entendimento e constrangimento do que é, de fato, a graça (Jesus), a atitude de "sair do pecado" será somente um fardo difícil de carregar.

Essa mudança de perspectiva que Jesus nos trouxe nos faz entender também o propósito da Bíblia, composta pelo Antigo Testamento (a lei) e o Novo Testamento (o evangelho). Se tivermos a ideia de que a Bíblia é apenas um "Manual de boas condutas", perderemos por completo a sua verdadeira mensagem: a revelação da escandalosa graça de Jesus, o amor incondicional de Deus e a íntima conexão com o Espírito Santo. A Bíblia tem, sim, boas instruções de como ter uma vida mais próxima de Deus e como entender melhor o agir dEle, sem dúvida! Mas, se o nosso foco for apenas buscar formas de agir corretamente para agradar a Deus, perderemos o real significado da relação com Ele.

Enquanto o Velho Testamento aponta o pecado e escancara a sua existência, o Novo Testamento nos revela a graça que vence tudo isso. Uma coisa está conectada à outra. E ambas as partes são necessárias. O reconhecimento do erro, da queda. O encontro com o perdão acima de qualquer julgamento humano.

Por isso, Jesus é maior do que a religião. A cruz mudou tudo. Onde abundou o pecado superabundou a graça. E Jesus nos ensina a verdade sobre todas as coisas. Ele é a verdade, porque Ele é a imagem real de Deus; e Ele é a graça ao mesmo tempo, porque seu sacrifício foi por amor e por todos nós. Por isso, não faz sentido ficarmos apontando o erro dos outros, em vez de falar do amor de Deus. Não faz sentido tentar convencer ninguém através da nossa boca. A revelação vem a partir da graça. É sempre ela, primeiro. É ilógico, surreal e extremamente maravilhoso.

Graça não é "um tema" da Bíblia. Graça é a sua fundação. Graça é Jesus! E, por isso, a graça é tudo. É como eu disse, ela vem primeiro... Ela veio primeiro:

> E o Verbo se fez carne, e habitou entre nós, e vimos a sua glória, como a glória do unigênito do Pai, cheio de graça e de verdade. [...] E todos nós recebemos também da sua plenitude, e graça por graça. Porque a lei foi dada por Moisés; a graça e a verdade vieram por Jesus Cristo. (João 1:14, 16-17)

Pode ser difícil de falar da graça por aí. Nem toda igreja consegue viver e pregar sua "simplicidade". Afinal, por que dar algo a alguém sem a pessoa nem merecer? Por que deixá-la entrar pela porta da frente, sendo que ela está em pecado? Por amor. Por graça. Porque a graça que perdoa é a graça que cura, que salva. E é nessa ordem. Não ao contrário. O perdão chega na frente. A libertação vem com o caminhar.

Nesse caminho, aprendemos que o amor de verdade também não deve vir do merecimento. Devemos simplesmente amar a nós mesmos e aos outros. É por isso que Deus nos fala para caminhar com Ele. Para aprender e experimentar esse tipo de amor.

"Amar ao próximo como a si mesmo" é praticar o exercício da graça consigo e com aqueles ao nosso redor. E nesse processo vem o exercício de se despir de julgamentos, críticas e preconceitos, que nos afastam uns dos outros. Não estou dizendo que devemos "passar pano para o pecado". Estou dizendo que devemos, primeiro, compreender que não somos mais ou menos merecedores do amor de Deus, independente de estarmos nos comparando a outra pessoa ou até a fases diferentes da nossa própria vida.

E pronto. Chegamos aonde eu queria chegar: a Mariana de vinte e poucos anos que colocou silicone tem o amor de Deus igual à Mariana que o explantou. E, se esse Deus me ama e me perdoa.... eu também preciso me amar e me perdoar.

Não vou mentir, é difícil perdoar! Ainda mais difícil perdoar a si mesmo. É um exercício profundo de graça. Um exercício de abrir mão de merecimento e de perfeição. É um baita exercício de amor.

Então, foi revivendo esse amor surreal de Deus por mim que eu encontrei uma maneira de me perdoar. Foram inúmeras idas ao espelho para conversar comigo mesma e reaprender a me amar. Foram muitas e muitas orações para que eu, enfim, sentisse que toda a mágoa havia deixado espaço para uma nova história.

Foi assim que a vergonha deu lugar à coragem e à esperança. A vontade de esconder tornou-se a vontade de expandir.

E foi aí que entendi que eu deveria ir além, que não deveria guardar isso só pra mim.

Inclusive, quero deixar aqui um agradecimento à minha amiga Katherine Geara (valeu, Tatinha), que me deu o livro que transformou a minha visão sobre a revelação de Jesus. O livro se chama *Unveiling Jesus: Beholding Him in His Amazing Grace* [*Desvendando Jesus: contemplando-o em sua maravilhosa graça*, em tradução livre], de Tricia Gunn. No decorrer da leitura, é possível entender a essência de tudo o que falei, e vai além: nos ajuda a exercer esse perdão, tão profundo e cicatrizante. Esse é o exercício interno que muitas precisamos fazer, quando temos um explante diante de nós.

O outro exercício, muito importante, é o externo. É o expandir, sobre o qual falei anteriormente. É preciso encontrar uma maneira de aumentar a conscientização sobre a Doença do Silicone em todo o mundo. Precisamos falar sobre a realidade das relações tóxicas e até abusivas às quais mulheres em todo o mundo ainda estão submetidas.

Este pequeno livro, estas poucas páginas e capítulos, são uma maneira de começar a fazer isso. Se, de alguma forma, você se sentir tocada, entre em contato comigo (vou adorar), e também fale sobre esse assunto com outras pessoas. Há muitas mulheres que precisam não apenas de cura, mas também de perdão e amor.

Vamos espalhar essa descoberta e tirar a venda dos olhos de muitas mulheres por aí. Vamos arrancar esse véu, de cima a baixo, e escancarar a verdade.

> E eis que o véu do templo se rasgou em dois, de alto a baixo; e tremeu a terra, e fenderam-se as pedras. (Mateus 27:51)

Vivencie este capítulo através da música:
"What a Beautiful Name" | Hillsong Worship

Inspiração do título do capítulo:
"Heaven Knows" | Hillsong Worship

CAPÍTULO CATORZE

PREPARANDO-ME PARA A CIRURGIA, NOVAMENTE

A ressonância mostrou que aquela falta de ar não era algo psicológico. Não era criação minha. Toda a tontura, todo o cansaço acima do normal era mesmo real e tinha uma causa significativa.

Os implantes estavam comprimindo (e muito) meus pulmões, e já haviam atrofiado o músculo da caixa torácica de uma forma que, provavelmente, eu nunca mais o recupere.

Meus exames de sangue reumatológicos (que são bem diferentes dos de um hemograma comum) mostraram que, sim, meu corpo estava lutando contra alguma coisa. Os fatores examinados estavam fora do valor de referência. E aquela urticária que desenvolvi ao longo dos anos era, certamente, uma resposta imunológica e de característica autoimune, mas não temos ainda a certeza se já se tornou, de fato, a doença em si. E a única maneira de descobrir será depois que os implantes estiverem fora do meu corpo por um tempo, durante o processo de recuperação.

Já está tudo quase pronto para a cirurgia.

Como você já entendeu ao ler este livro até aqui, o preparo para um explante envolve muito cuidado com nossa mente e nossos traumas. E, por isso, eu levei um baita tempo para chegar aqui, nesta parte da história.

Com toda a sinceridade: eu me preparei por mais de um ano para chegar nesse momento.

Como eu disse, para mim foi um processo. Pode ser que para outras mulheres esse processo seja bem rápido e mais simples do que foi o meu. Mas... para mim, não foi tão direto, algo como "Ah, tenho a Doença do Silicone? Bora explantar, então!". Não foi mesmo.

Nesse momento da história, vários médicos estavam acompanhando meu caso.

Minha incrível cirurgiã plástica, Dra. Fabiana Catherino (de quem você já ouviu falar aqui neste livro). Além de médica, foi também vítima de Doença do Silicone e fez dessa descoberta o seu propósito dentro da profissão. Por isso, a Fabiana vai muito além quando se trata de cuidar das suas pacientes. Ela segurou a minha mão e até hoje não soltou mais. Sou suspeita, eu sei. Mas acredito que ela seja a melhor pessoa para se ter ao lado, ao passar por um explante e precisar de empatia, respeito, cuidado e extrema competência em relação ao assunto.

Além da Fabi, acompanharam meu caso o meu reumatologista, Dr. Caio Zanetti, impecável no trabalho de investigação que faz; uma maravilhosa hepatologista, Dra. Luísa Leite, que esteve de olho nas inflamações recentes do meu fígado; o anestesista, Dr. Guilherme Firmo, que cuidou de maneira extremamente personalizada dos preparos para minha cirurgia; e minha psicoterapeuta, Paula Nunes, que me conduziu perfeitamente ao longo de toda essa jornada e segue ao meu lado até hoje.

É importante ter uma rede de especialidades diferentes dentro do caso, principalmente quando se trata de Síndrome ASIA/Doença do Silicone. Como você já sabe, nosso corpo cria formas diferentes de reação e elas podem estar ou não estar conectadas. Por isso, cada caso é um caso, e é preciso considerar todos os pontos antes de partir para uma cirurgia. Não tem jeito, é preciso investigar a fundo cada manifestação do nosso corpo. E, a partir disso, realizar os procedimentos com segurança.

No meu caso, por exemplo, eu não poderia tomar anti-inflamatório, em função da hepatite e da sensibilidade do meu fígado a medicamentos. Por isso, a hepatologista estava de olho e montou, com o anestesista, um plano ideal da medicação a ser utilizada durante a cirurgia e no pós-operatório.

Então não foi "somente" necessário o preparo pessoal (físico e emocional), mas também toda uma investigação e conexão entre médicos especialistas no assunto e interessados em ajudar.

E então se aproximava o grande dia. O dia em que eu iria, de alguma forma, renascer. Meu 4 de junho de 2023. Esse seria um novo dia para assoprar uma vela e comer um baita bolo gostoso.

> Vivencie este capítulo através da música:
> "Rise Up" | Imagine Dragons

CAPÍTULO QUINZE

UM CONVITE AO MISTÉRIO, POR ORA

Enquanto aguardava a cirurgia, que não estava nos meus planos anos, lá atrás, me senti em um profundo limbo com relação ao que Deus realmente tinha para mim. Não era a primeira vez que Ele permitia que eu entrasse em uma experiência misteriosa com relação a planos para minha vida, mas com certeza estava sendo a mais silenciosa e também a mais longa.

Desde que meu filho, Samuel, nasceu, em plena pandemia, fui, de certa forma, obrigada a parar de trabalhar. Primeiro, em função da situação ruim do mercado na época: eu literalmente perdi todos os contratos de projetos para aquele ano, de uma vez só, na mesma semana em que a pandemia foi declarada globalmente. Segundo, com um bebê, eu simplesmente não podia fazer muita coisa. Então, decidi focar naquilo que realmente fazia meu coração bater mais forte: o presente que Deus havia acabado de me dar, meu filho.

Com o passar dos meses, conforme o Samuel foi crescendo, comecei a me candidatar para alguns novos empregos. Mas poucos iam para a frente, e, nas entrevistas remotas, feitas por vídeo, a maioria dos empregadores fechava as portas, após ouvir o chorinho do bebê.

Mas, antes de falar mais sobre isso, deixe eu te contar uma coisa: eu trabalhei muito (muito mesmo) quando tinha vinte e poucos anos, para construir um currículo superpoderoso. E, pelas portas que Deus abriu no meu caminho, eu consegui!

Mas o fato é que eu trabalhei tanto, mas tanto... que nem vi os meus vinte e poucos passarem. Noites e noites sem dormir, muito trabalho e muitos momentos estressantes. Mas deu certo. Eu construí um currículo superpoderoso, como eu queria. E, durante todos esses anos de correria e muita entrega, toda entrevista que eu fazia se tornava uma porta aberta. Daquela época, eu não me recordo de nenhuma entrevista sem um convite subsequente para entrar na empresa. Não falo para me gabar, mas para você entender o que senti, após virar mãe.

Agora, cada passo que dou, cada reunião no Zoom para uma entrevista, é uma porta fechada na minha cara. É um fato, não estou mentindo nem exagerando. E isso foi bem assustador para mim porque, independentemente da experiência que eu construí, o fato de ter que parar de trabalhar às seis da tarde para ficar com meu filho me distanciou de praticamente todas as oportunidades que surgiram nos últimos tempos.

Como pode ser? Fiz tantas entrevistas nesses últimos meses, e as respostas atualmente são sempre iguais:

— Obrigado pela nossa conversa, você tem uma experiência incrível e *superfit* com a nossa empresa, mas decidimos continuar com outro candidato — sim, geralmente no pronome masculino — que está em um momento de vida mais apropriado para o desafio da vaga.

O quê? Em que "momento da vida" eles acham que eu estou? Cara, o mercado lá fora é excludente demais para as mães. E olha que eu ainda consigo portas abertas para entrevistas, em função do meu nível de escolaridade. Imagina o que acontece com as mulheres sem esse privilégio.

Já cheguei a questionar se tem a ver com o valor da minha "hora-homem". Se, de alguma maneira, pelo fato de eu ser mãe, essa hora desvalorizou. É impressionante como questionamos nossa própria capacidade de fazer aquilo que sabemos fazer... Mas entendi que a resposta não era essa.

Uma vez, desabafando com um amigo antigo de trabalho, ele me disse que, se pudesse, contrataria somente mães para o time dele. Achei que tinha a ver simplesmente com a atitude de ser inclusivo e até pensei *calma... também não precisa ser o time todo*. Mas ele "quebrou as minhas pernas" quando explicou que não tinha a ver com bondade ou com ser inclusivo, mas sim com o fato de que as mães são extremamente eficientes em tudo o que fazem, uma vez que aprenderam a valorizar cada minuto do seu tempo. Ele contou que, nas experiências que tinha tido, trabalhando com mulheres que já eram mães, se impressionou com o avanço de produtividade e competência que elas haviam desenvolvido.

Essa conversa me fez mudar completamente a visão que tenho de mim mesma com relação à capacidade de atuar na minha profissão. Me deu mais esperança e coragem.

Enquanto espero, lembro daquele que está acima do mercado, Deus. Na fé cristã e, segundo a Bíblia, é Deus quem abre ou fecha as portas. Então, creio que, de alguma maneira, todas essas portas fechadas sejam em função de um plano maior que Deus tem para este momento da minha vida. De fato, se eu estivesse trabalhando, este livro não se tornaria realidade.

Mas essa espera não foi e nem é fácil. O fato é que minha família precisou e continua precisando desse dinheiro. Já tem um bom tempo que eu venho trabalhando como freelancer, quando existe espaço e oportunidade (quase nunca). Então, foram em torno de dois anos sem um emprego formal, sem status, sem segurança e sem estabilidade.

E foi no meio desse tempo que eu me preparei para o explante, vivendo toda aquela descoberta e encarando os lutos e traumas.

Durante essa espera tive diversos momentos diferentes de humor. Às vezes, eu estava tranquila e em paz. Outras vezes, bastante triste. E, na maioria das vezes, eu estava brava. Eu acreditava que Deus poderia ter aberto uma porta de emprego para mim antes da cirurgia. E, acredite, eu pedi muito por isso. A minha vontade era ter algo garantido, e isso me daria mais tranquilidade durante o explante.

Mas não, Deus não permitiu que nenhuma das várias portas em que que eu bati se abrissem. E, para piorar, as minhas tentativas tornavam-se um grande silêncio por parte das empresas e start-ups. Nem o "não", de cara, eu tinha.

Você que já teve experiências assim com Deus sabe que ficamos tentando encontrar segurança nas coisas quando, na verdade, Ele pede que a nossa segurança e a nossa tranquilidade estejam apenas nEle.

Na teoria, eu sabia de tudo isso. Mas, na prática, eu estava bem ansiosa e preocupada.

Questionei bastante o motivo de Deus não me mostrar logo o que seria de mim após virar mãe e após explantar, nos âmbitos profissional e pessoal. O que custa lançar uma cartinha do céu, de repente, dizendo "Filha querida, você vai trabalhar da seguinte maneira, e vai cumprir seu propósito assim e assado"? Ué, por que não? Sou das crentes que esperam de tudo, meu bem. Brincadeiras à parte, eu achava que Deus tinha que me dizer o que fazer durante a prova, enquanto eu passava por ela. Mas não, Deus continuou em silêncio. E o silêncio dEle não significava ausência. Ele nunca esteve ausente comigo, nem com você. O silêncio dEle também é uma forma de cuidar e ensinar. É constrangedor, muitas vezes, mas o silêncio fala, e muito.

Como crente sincerona que sou, tenho que admitir que esse silêncio, muitas vezes, doía. E tudo bem. Mas ele foi, é e sempre será necessário, de vez em quando.

Mas olha só como o silêncio pode falar, aos poucos. Durante esse período, uma coisa ficou bastante clara no meu coração: eu, certamente, não me encaixava mais no sistema corporativo. E eu não só sabia disso em função dos diversos "nãos" que levei, como também sentia essa repulsa no meu coração. Mas, se o mundo corporativo não era o meu lugar, onde seria, então, meu Pai? Como gerar renda fora de um ambiente tão certo, comum, normal e confortável como o empresarial?

Encontrei-me diversas vezes em um quarto silencioso e vazio, coberto por uma névoa branca, onde não dava pra ver nada. Eu estava ali, esperando e acreditando que existiria uma porta em uma das quatro paredes daquele lugar; e que, atrás daquela porta, estaria, de alguma forma, o meu propósito. Há anos venho pedindo para Deus me mostrar qual é. Bom, é o que nós, cristãos, costumamos fazer o tempo todo: tentar descobrir o nosso propósito no ministério ou na vida. Talvez assim eu descobrisse o meu! Senão, acredito, que atrás desta porta, está um novo desafio para mim. E isso basta, porque me levará mais perto daquilo que Deus tem para mim.

Um novo caminho, uma nova descrição de vida. Uma nova tarefa. E isso já vai ser suficiente. Vai me preencher e me guiar. Mas eu precisava dessa porta… Até hoje, enquanto escrevo este livro, ainda preciso, ainda espero. E, de novo, está tudo bem.

Eu espero com calma, porque acredito que esta porta vai mudar a minha vida. Sendo louca ou não, boba ou não... Realmente acredito. É uma questão de fé, e eu, claramente, não tenho medo de esconder a minha.

A única — e melhor — coisa que posso fazer agora é escrever minha história nestas páginas que você está lendo. É isso. É o melhor que posso fazer hoje. E eu sei que, fazendo isso, não estou mais no mesmo lugar em que estava ontem. E assim sigo.

Quando estamos nesse mistério, nesse silêncio... e até nessa angústia de não enxergar o próximo passo, o que temos a fazer é o que podemos fazer de melhor HOJE. É assim que Deus nos move, é quando nos mantemos em um movimento humildemente esperançoso, mesmo sem saber muito bem para onde vamos.

Vamos falar mais sobre esse movimento mais pra frente. E já te aviso que é um papo doido de fé, ok?

Eu não tenho o plano de Deus em minhas mãos, e dificilmente terei. Mas eu tenho o poder e a vida dEle em mim. Eu tenho o Espírito Santo. Eu tenho fé. Eu tenho louvores e orações. Eu tenho a minha força, que pulsa através do meu relacionamento com Deus e através do dia a dia com a minha família.

E eu acredito que Deus já me preparou para o que virá na próxima porta. Ele me treinou ao longo desse tempo e vai me permitir cumprir a tal tarefa misteriosa que está por vir. Mesmo que eu não me sinta capaz e nem veja algo tangível no dia de hoje... Confio no preparo feito por Ele no ontem, e confio no plano dEle para o amanhã. E assim vou seguir.

Falando assim, parece lindo, né? Mas a verdade é que esse nível de fé tem seus altos e baixos. E isso é normal. E, de novo, está tudo bem.

Falo isso para que você não se compare comigo, achando que eu sou perfeita quando se trata de confiar em Deus ao longo do silêncio em que Ele nos coloca às vezes. Não, não. Muito pelo contrário, sou extremamente ansiosa e tenho bastante dificuldade de viver esses momentos. Mas é como toda história contada neste livro mostra: é sempre um processo, uma jornada. São fases, algumas coloridas, outras nem tanto.

Não vou mentir e fingir que tenho tanta certeza e fé em todas essas coisas o tempo todo. Existem muitos momentos em que eu simplesmente choro naquele quarto vazio e silencioso sobre o qual eu comentei. Normalmente eu não sinto que Deus esteja realmente se movendo, ou que Deus esteja realmente ali. Mas essa é a realidade da vida com Deus. Não somos movidos por sentimentos. Somos movidos pela fé. Pelo que cremos ser a Verdade, as promessas de Deus. Então, não me sinto abençoada o tempo todo. Não sinto a presença de Deus o tempo todo. Mas me lembro que não preciso sentir para saber que Ele está ali e está se movendo. Esse é o segredo. Não somos o que sentimos. Não vivemos pelo que sentimos. Vivemos pelo que cremos. Lembre-se disso.

Normalmente, quando eu estou nesse quarto escuro que te falei, não vejo coisas bonitas e muitas vezes não escuto o som de canções angelicais. Muitas vezes, eu não vivencio uma energia sagrada; apenas me sinto dentro de um quarto escuro, vazio e frio. Mas isso é porque é um quarto real, com boletos para pagar, inseguranças para lidar, medos e aflições para vencer. É um quarto cheio de caos. Cheio de dúvidas. Mas, se eu fechar os olhos, mesmo dentro desse quarto, eu me lembro da Verdade de Deus, e, depois de chorar, ou mesmo me desesperar... eu O louvo e oro. E, de novo, está tudo bem.

Nos meses pré-cirurgia, eu aprendi a ter resiliência dentro desse quarto escuro. E Deus foi moldando minha força e também usando esse tempo para remoldar a imagem que eu tinha de mim mesma.

Pode ser que você esteja também em um quarto escuro. Ainda mais se está se preparando para um explante, como eu estava. Mas lembre-se: esse quarto, hoje escuro, é um centro de treinamento, que vai preparar você para as coisas incríveis que viverá daqui pra frente. Confie. É difícil, mas acredite... é apenas um vale, e logo mais terá uma baita subida.

Posso dizer que, nesse processo, eu sentia que não estava apenas esperando por uma cirurgia, mas sim me preparando para receber o meu novo eu. E o que Deus teria para mim depois daquele 4 de junho só Ele saberia. Nesse momento, cabia a mim viver o meu dia a dia disposta a fazer o meu melhor, mesmo que nas pequenas tarefas. E esperar. A arte de esperar...

Neste momento do livro, antes de irmos para a segunda parte, eu quero trazer mais do que música para você. Acho, agora, que valem palavras mesmo. Afinal, se você chegou até aqui, já entendeu que tudo isso tem a ver com fé e com Deus.

Primeiro, compartilho um trecho de uma pregação no YouTube que tem tudo a ver com este capítulo. A pregação completa se chama "Challenge the Shadow" ["Desafie a sombra", em tradução livre], e vale ver, mas o nosso querido Pastor Steven Furtick separou um trecho especial:

"Drag your doubt into the light"
Pastor Steven Furtick, Elevation Church

Também quero deixar as palavras que me confortaram, não só durante o silêncio e a espera em Deus, mas em todo o processo de preparo para viver a cirurgia de um explante:

"A steady hand for a sudden blessing"
Pastor Steven Furtick, Elevation Church

"Dig until God does"
Pastor Steven Furtick, Elevation Church

CAPÍTULO DEZESSEIS

UMA BOA MÚSICA PARA CANTAR EM FRENTE AO ESPELHO

Eu estava quase no fim do processo de preparo para a cirurgia. Faltavam apenas alguns dias para o explante. E eu, ansiosa que sou, já estava na contagem regressiva: *Olha, a última segunda-feira com peitões... Olha, o último final de semana com esse peso nos meus pulmões... Lá lá lá.*

Eu teria uma grande cirurgia pela frente e, claro, já tinha uma música separada para esse momento. Foi inclusive — curiosidade, por aqui — a música que me motivou a escrever este livro.

Há alguns meses, já com a data da cirurgia marcada, fui no show do Coldplay em São Paulo. E, quando aquela música tocou, as lágrimas escorreram em forma de clareza e força. Em forma de amor e compaixão.

Foi até engraçado, todo mundo pulando, bebendo... cantando. E eu chorando e rindo. Enfim...

Ali, com as lágrimas caindo, eu pensei *Caramba, todas as mulheres que vão passar por um explante precisam de uma música para chamar de sua! Nossa, que força que essa música tem.* Ali, naquele momento, eu pensei em escrever uma música só para nós, que vivemos esse processo da Doença do Silicone e do explante... Mas durou pouco, até eu entender que não tenho o dom de escrever músicas. Mesmo assim, no final, toda aquela reflexão me levou a escrever este livro, recheado das canções que me conduziram até aqui.

Ah, e não, eu não estava bêbada, pode acreditar! Eu estava "somente" encontrando forças em uma melodia já superconhecida e até meio "batida", mas muito especial.

O fato é que ressignifiquei uma música que eu já adorava, mas que agora ganhava um outro propósito para mim. E, naquele momento, no meio daquele show, eu entendi que estava precisando disso. Eu estava precisando de uma música para me olhar no espelho.

É uma música que fala sobre ir em direção à luz. E, na minha interpretação, essa luz é a verdade. Então, essa música nos move em direção à cura. E, como forma de música, me trouxe muita, mas MUITA força. E, por isso, separei um espaço só para ela neste livro.

Ela é clássica, eu sei. Coldplay é clássico e pode até ser clichê (mas eles são perfeitos e incríveis). Então, te convido a escutar "Fix You" sob uma nova ótica, com os novos significados que dei pra cada verso...

> [...]
>
> When you get what you want, but not what you need
> (Quando eu coloco um silicone... mas o que eu preciso mesmo é de amor e cuidado.)
>
> [...]
>
> When you lose something you can't replace
> (No caso, minha saúde, física e mental.)
>
> When you love someone, but it goes to waste
> (Eu já me amei? Pois bem...)
>
> Could it be worse?

Lights will guide you home
(Aquelas luzes. As que vejo do teto do corredor para a sala de cirurgia. A luz do conhecimento.)

And ignite your bones
(É literal mesmo. Vou inclusive raspar minha costela para descolar o silicone.)

And I will try to fix you
(Vou tentar consertar você, corpo meu.)

[…]

And high up above, or down below
(É literal mesmo.)

When you're too in love to let it go
(Cara, é difícil escolher tirar meus lindos peitos, em função da minha saúde.)

Just what you're worth
(Quanto vale a minha saúde?)

Vivencie este capítulo através da música:
"Fix You" | Coldplay

PARTE 2

UMA NOVA VIDA, DIGAMOS ASSIM

CAPÍTULO DEZESSETE
UM TURBILHÃO

Achei que eu não conseguiria dormir, mas não só consegui como dormi muito bem. Na noite anterior, eu havia recebido a notícia da advogada, dizendo que o convênio havia negado, pela segunda vez, a cobertura da minha cirurgia, ou pelo menos parte dela. Mesma alegação: explante é uma cirurgia meramente estética, sem direito a auxílio/reembolso. Chorei, chorei muito. Era raiva, indignação e a dúvida enorme de como eu faria para recuperar esse dinheiro que havíamos tirado do nosso caixa e também do da minha mãe, que fez de tudo para me ajudar.

Então, não, não achei que iria conseguir dormir m-e-s-m-o. Mas alguma coisa me fez apagar logo que me deitei. E o sono foi tão profundo, que deu até para sonhar. Descansei como um bebê, na mesma noite em que recebi um grande "não", e prestes a ir para uma das maiores batalhas que meu corpo já enfrentou.

Geralmente, nos eventos mais importantes da minha vida, chove. Foi assim no meu casamento, no nascimento do meu filho, nas minhas duas formaturas (colégio e faculdade), em muitos aniversários marcantes etc. Eu, inclusive, aprendi a amar a chuva e o poder que ela tem de deixar todo mundo juntinho e acolhido. Mas, para contrariar tudo, o dia estava bonito. Para esse dia, Deus escolheu um sol lindo. Vamos nessa.

Faltavam algumas horas para a cirurgia e eu já estava de jejum. E a ficha parecia ainda não ter caído. Eu estava em paz, calma, tranquila. Quem me conhece sabe que esse não é o padrão da minha personalidade, altamente ansiosa e preocupada com tudo. Mas era assim que eu estava no exato dia em que acordei, pela última vez, com duas bolas de silicone dentro do peito.

Nos preparamos bem para aquele momento. E o plano realmente parecia ótimo. Minha mãe subiu a serra para ficar com meu filho de dois anos e meio, enquanto Murilo me levaria para São José dos Campos para operar.

E, como eu acredito na importância da música nesses momentos pré-batalha, a ideia seria ouvir toda a playlist que eu compartilhei na parte 1 deste livro durante as duas horas e meia de estrada. E deu tudo certo. Louvei, ri, chorei, respirei fundo e agradeci. Afinal, o caminho de volta daquela mesma estrada traria uma nova Mariana para casa. A Mariana livre. A Mariana leve. E, por que não, a Mariana empoderada. Não quero falar de "Mariana bela", ainda, porque sei que esse será um dos desafios da nova jornada sem silicone e sem o corpo que um dia tive antes dele. Mas, com certeza, essa estrada de volta me traria mais forte.

Então, sim, eu estava muito em paz.

— Nossa, nem acredito que estamos mesmo aqui. Que esse dia chegou... E que eu nem tô tremendo. Tô tranquila, feliz, segura. Que loucura! — eu disse para Murilo, assim que entramos no estacionamento do Hospital Vivalle.

— Você sabe que essa é a melhor decisão que você poderia ter tomado com relação a tudo isso. E essa é aquela paz que vem de Deus, que excede todo entendimento... Permanece nela, que tá tudo certo — ele respondeu, girando o volante para entrar no subsolo.

Era domingo e o hospital estava bem vazio. Ah, inclusive, aqui vai uma dica: opere no domingo! Que maravilha que foi, tudo bem tranquilo, vazio... Enfermeiros de bom humor, uma alegria.

Na recepção, já esperavam por mim. Eu havia agendado a cirurgia havia meses. Escolhi a data ideal para terminar a amamentação do meu filho e também para combinar com a possibilidade de o Murilo tirar uns dias off para cuidar de mim e do Samuel.

Preenchi algumas fichas de anestesia geral, cadastro de dados e também um termo de responsabilidade sobre o entendimento de todo o procedimento que seria realizado.

Como eu disse no início do capítulo, o convênio não arcou com nada, nem mesmo com a internação, sendo que o Hospital Vivalle tinha a cobertura do meu plano. Mas, enfim, seguiremos com essa batalha após o explante.

Para minha surpresa, nos colocaram em um quarto muito bacana. Não que a gente tenha bancado algo de nível superior, mas foi o que recebemos. O quarto tinha hall de entrada, espaço para home office e varanda com mesa para comer ao ar livre, caso eu quisesse. Foi uma bela recepção e uma boa surpresa.

Começamos aquele processo de checar pressão, temperatura, nível de oxigênio... Até que o enfermeiro me falou:

— Se você quiser, pode já tomar um banho com este sabonete aqui, que vai desinfetar e preparar sua pele para a cirurgia. Mesmo que ainda faltem algumas horas para o procedimento, como é domingo, pode ser que a doutora consiga antecipar.

Essa do banho eu nem sabia, mas segui feliz da vida. Tomei um banho bem gostoso, sequei bem o cabelo, coloquei a camisola cirúrgica e fui para a cama esperar que me chamassem.

As horas foram passando e... nada. O ar-condicionado do quarto estava bem forte e tentávamos ajustar a temperatura ou desligar, mas nada acontecia. Chamamos enfermeiros para ajudar, e eles também não sabiam mexer no ar. Tentamos abrir as janelas, para esquentar um pouco, mas ainda assim parecia que estávamos em um freezer — e, olha, para meu marido concordar com isso, é porque estava frio mesmo.

Decidimos abrir a porta do quarto, na tentativa de esquentar o ambiente, e parece que as enfermeiras do corredor perceberam que estávamos inquietos. Ainda faltava uma hora e meia para o horário agendado da cirurgia, quando uma delas entrou e disse:

— Vamos indo, Mariana? Assim, você já vai adiantando o processo.

Uau, era a hora. Agora sim. Um frio na boca do estômago, uma suadeira com as mãos ainda geladas e uma respiração mais acelerada tomaram conta de mim.

— Já? Claro... Vamos! — respondi.

— Pode deitar na maca. Vamos levar você nela mesmo — ela orientou.

Deitei e pronto. Já estava olhando para as luzes do teto do corredor. Alguns rostos de pessoas aleatórias e mascaradas passando junto às luzes, olhando para mim e, com certeza, pensando qual seria o procedimento pelo qual eu passaria. Eu lembrava bem dessa cena, de apenas sentir a maca correndo pelo caminho e acompanhar as luzes daquele teto branco passando e passando. Das últimas duas vezes que eu tinha olhado para essas luzes, havia sido para colocar os silicones. Dessa vez, seria bem diferente, graças a Deus.

Na minha cabeça: *"Lights will guide... You home... And I will try... To fix you."*

O Murilo me acompanhou, ao lado da maca, até o ponto máximo em que permitiam acompanhantes. Ele me deu um beijo na testa, enxugou algumas lágrimas que escorriam em direção às orelhas e disse:

— Te vejo logo, logo, amor. Vamos resolver esse problema de uma vez por todas. Você vai voltar completamente curada, você vai ver. Te amo.

Logo em seguida me levaram para uma sala escurinha, com muitos leitos. Todos vazios, com exceção de um, que estava ocupado por um senhor, acordado, lendo alguns papéis. A maca dele estava em uma posição mais sentada, então ele devia estar, mesmo, ótimo. Eu também estava ótima, mas minha maca estava deitada, então eu tentava erguer a cabeça para bisbilhotar que lugar seria aquele.

Logo vieram mais dois enfermeiros, para medir, mais uma vez, meus sinais vitais. Enquanto um colocava o aparelho de pressão no meu braço, outro dizia:

— Boa tarde, senhora. Pode confirmar seu nome e sua data de nascimento, por favor?

— Mariana Fortti...

— Certo, a Dra. Fabiana e o Dr. Guilherme logo virão aqui falar com a senhora e, em seguida, vamos te levar para a sala de cirurgia, ok? Jejum de oito horas, certo?

— Certo — respondi, com lágrimas nos olhos.

A assistente que colocava os aparelhos em mim notou que eu estava nervosa.

— A senhora está bem? Está nervosa, com medo, ansiosa? — ela perguntou, com um olhar doce e pegando na minha mão.

— Estou, desculpe. Estou um pouco nervosa, mas também muito aliviada e emocionada.

— Menina, que mão gelada é essa? Mulher, fique tranquila. Qual procedimento você vai fazer? Vai colocar silicone?

— Não! Vou tirar.

— Ah. E colocar outro depois, certo?

— Nããããão — enfatizei. — Jamais. Quero tirar isso do meu corpo de uma vez por todas. Faz muito mal, nos deixa doentes. E eu demorei anos para perceber que era isso que estava acabando comigo.

— Jura, mulher? Como assim? O silicone te fez mal?

— Sim, comprometeu minha saúde por anos. Tive sintomas autoimunes completamente aleatórios, que jamais me fariam desconfiar que o gatilho eram as próteses. Muitos mesmo. Eu estou péssima. Mas descobri a verdade e agora vou me curar.

— Nossa, meu sonho *é colocar silicone...* Não sabia que poderia prejudicar saúde — disse a enfermeira.

— Não faça isso com você — eu respondi, sem filtro algum, acredito que pelo alto nível de emoção daquele momento. — Pesquise muito, se informe bastante. Acompanhe essa médica que vai me operar, veja o que os estudos de hoje em dia já comprovaram e ninguém nos alerta... Muito cuidado, não faça isso com você.

— Com certeza, vou olhar sim — ela respondeu. Então, saiu da sala.

O tempo ali parecia passar bem devagar. Havia janelas na parte alta das paredes e, apesar do insulfilme que deixava tudo mais escurinho, eu conseguia ver o céu azul lá fora e a copa dos pinheiros, lindos e cheios. Aquelas janelas me davam paz, lembravam-me da época em que eu fazia aula de desenho gráfico na faculdade. Eu passava o dia todo no "laboratório dos Macbooks", desenhando e digitalizando minha criatividade, enquanto olhava para os janelões, iguaizinhos a esses, também no alto das paredes, e assistia o céu ir mudando de cor.

Então, muitas lágrimas escorriam, mesmo que eu estivesse em silêncio e com os batimentos tranquilos. Quando as lágrimas acabavam, eu voltava ao meu corpo... segurava os dedos das mãos, gelados de nervoso, e tentava espiar se alguém não havia me esquecido ali.

Um enfermeiro se aproximou do homem ao meu lado e disse a ele:

— O exame é bem tranquilo, e o senhor vai realizá-lo sedado. Dura em torno de uma hora, e em seguida o senhor vem para esta mesma sala, para acordar monitorado.

— Tá ok, já preenchi estas fichas — o homem respondeu, com uma voz rouca.

— Certo, vamos indo — disse o enfermeiro.

Na mesma hora em que retiravam o senhor na maca, para levar até o local do exame, entrou uma nova maca, com uma mulher ainda sedada, usando botas especiais para circulação, e toda coberta. Colocaram-na no leito 7, à minha frente e à direita, e eu fiquei bisbilhotando. Eram três enfermeiros em cima dela, cada um checando alguma coisa diferente. Conectaram-na a um aparelho, trouxeram uma espécie de cobertor prata (aqueles que aparecem quando resgatam alguém na mata ou no gelo) e foram mexendo e mexendo nela, ajeitando para que ela estivesse o mais bem acomodada possível. Foi então que eles começaram a conversar entre eles, para checar dados.

— Paciente da Dra. Fabiana Catherino e do Dr. Guilherme. Mastopexia, explante... — disse a enfermeira, enquanto foi falando mais baixo para ler o resto do papel que tinha na mão.

Bom, pensei comigo mesma, *então essa foi a paciente da manhã. Só terminou agora. Uau, ela entrou por volta das oito e agora já são duas e quarenta! Será que a minha vai também demorar tudo isso? Deixa eu ver como ela está. Será que vou ficar assim também? Sedadona... Com essas botas aí? Nossa, três enfermeiros. Deve ser pesado.*

Fiquei um tempo levantando a cabeça para espiar como ela estava. Quantos anos será que ela tinha? Eu estava tão curiosa. Seria tão legal falar com ela... Foi aí que me toquei da importância da empatia entre nós, as "Asias".

Antes de entrar na minha cirurgia, eu queria conhecer aquela moça que estava ali comigo na sala de "recuperação".

Éramos apenas eu e ela. Ela, ainda meio grogue, e eu, com as mãos geladas e transpirando de nervoso, ansiedade, medo e felicidade ao mesmo tempo. Naquele momento, eu observava tudo, para tentar entender a história daquela mulher. De alguma maneira, a presença dela, ali, me dava mais força e coragem. Foi muito interessante aquele momento. Muito.

Alguns minutos se passaram e então chegou um homem que eu já havia visto nos stories do perfil da Dra. Fabi. Era ele, o Gui, anestesista. Chegou com um sorriso no rosto, estendendo a mão para pegar na minha.

— Oi, Mari! Finalmente chegou o seu grande dia! Como você está, querida? Nossa, que mão gelada é essa? Isso tudo é nervosismo? — disse ele, sem tirar o sorrisão do rosto.

Ali eu me dei conta de que minhas emoções estavam mesmo além do meu controle. Eu simplesmente não consegui responder. Apenas sorri, soltei um "uhum" e dei uma leve choradinha.

— Olha, fique tranquila. Nós estamos de olho nos seus exames desde a hepatite que você teve no mês passado. Estudamos seu caso e já preparamos tudo da melhor maneira possível. Estamos em constante contato com a sua hepatologista e com o Dr. Caio, reumatologista. Fique em paz, viu? A gente vai cuidar de você e você vai ficar muito bem, você vai ver — ele falou, com um olhar brando, manso e ainda segurando minha mão.

Em seguida, ele foi conferir a moça que estava ali perto de mim, perguntou se ela estava bem e cobriu-a um pouco mais. Ele estava checando tudo. Os aparelhos, os documentos... tudo. E eu, levantando a cabecinha para tentar bisbilhotar.

Vale comentar que, no mês anterior, eu tinha tido uma hepatite — do nada — após um exame de colonoscopia e endoscopia. A suspeita era de hepatite medicamentosa, ou mesmo uma reação do fígado a uma agressão do próprio aparelho da colonoscopia. Porém, era impossível afirmar qual dessas duas suspeitas era mesmo a causa. Então, tivemos que adiar o explante duas vezes, para esperar as enzimas do fígado normalizarem e estabilizarem. Por isso, a Fabi e o Gui estavam em contato com meus outros médicos, para montar o melhor plano cirúrgico para o meu caso. É como a Fabi sempre diz: cada pessoa é particular e especial, e cada protocolo deve estar de acordo com isso, com sua história, seus exames e suas especificidades.

Mais alguns minutos e, quando eu ainda estava olhando para cima, ela aparece. Dra. Fabi! Chegou com um sorriso no rosto, e colocou a mão na minha testa como um gesto de carinho e cuidado. Na hora em que eu vi que era ela, pronto. Eu me emocionei em um nível que não vou conseguir explicar. Só consegui sorrir e chorar muito. Então eu disse:

— Chegou! Chegou!

— Chegou o seu dia, meu amor. Vai ficar tudo bem, viu? Estarei com você o tempo todo. Estamos todos com você — ela disse, achando que eu estava me referindo ao dia em que estávamos. Mas, na verdade, eu me referia a ela. Ela havia chegado e, agora sim, a ficha tinha caído e eu me sentia mais feliz e segura.

Duas enfermeiras vieram para me levar na maca até a sala da cirurgia. Mais uma vez eu acompanhava as luzes do teto, com lágrimas escorrendo no rosto e um coração cheio de gratidão e paz. Sim, paz! Que loucura aquele sentimento. Enquanto a maca corria pelo corredor e eu olhava para cima, sentia... paz!

Cada spot de luz do teto pelo qual a minha maca passava sinalizava a trilha que me levava em direção ao caminho certo.

Entramos, enfim, na sala da cirurgia, que estava gelada, por sinal. Havia algumas pessoas além da Fabi e do Gui. Claro, os assistentes e outros membros da equipe; todos extremamente gentis, colocando em mim a meia antitrombose delicadamente, para não machucar; preparando os eletrodos, o aparelho de pressão, segurando-me a mão e dizendo que tudo estava bem e que eu poderia ficar tranquila.

Então, o Gui pegou meu braço, aplicou a anestesia e, calmamente, começou a conversar comigo. Essa tática nós já conhecemos. Eles fazem perguntas até a gente apagar. Eu me lembro de agarrar as mãos da Fabi e de me sentir tonta, tonta. Então eu soltei esta:

— Nossa, já? Vou apagar, né, galera? Calma, então, oh... — Muito grogue, fui falando, enquanto eles sorriam e riam comigo. — É sério, hein? Deixa eu falar antes de apagar. Vocês salvam vidas... O trabalho que fazem é muito especial... E eu quero agradecer muito por isso. Vocês são incríveis... Sério... Só posso agora... de...

E pronto. Não me lembro de mais nada. Apaguei, olhando para a Dra. Fabi, sorrindo, segurando minha mão e minha testa, cuidando de mim até com o olhar.

> Vivencie este capítulo através da música:
> "Wonder" | Hillsong UNITED, TAYA, Matt Crocker.

CAPÍTULO DEZOITO
ENFIM, O RESPIRO

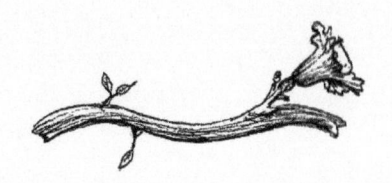

Acordei no quarto em que tinha ficado antes, ainda um pouco tonta. Já era noite, claro. Ouvi o Murilo dizendo algo que significava que eu estava ótima e que poderia continuar descansando, então apaguei de novo. Nossa, como meu corpo estava exausto. Eu acordava e apagava constantemente, e a sensação era boa.

Alguma dessas acordadas vieram com mais energia, e então me dei conta de que estava prestes a amanhecer. Chamei Murilo e... uau, senti uma sensação bem nova. Senti que respirava muito mais do que antes. Pensei *meu Deus, tenho tudo isso de espaço para respirar?* O inspirar era tão mais longo e profundo...

Murilo levantou e me perguntou como eu estava me sentindo. Foi então que me dei conta de que estava com muita dor nos braços, mais especificamente nos antebraços. Achei bem estranho, porque não tem nenhuma ligação com a área operada. Que, por sinal, estava tão segura e apertada que eu não sentia nada, nem dor.

Ele chamou a enfermeira para conferir a medicação e a dor. E então eu resolvi mandar uma mensagem para o Gui comentando sobre essa dor esquisita. Na mesma hora ele me ligou.

— Oi, Mari. Eu já ia te escrever mesmo para saber como você está. Me explica mais sobre essa dor para eu entender.

— Oi, Gui, acordei bem. Então... é uma dor nos músculos do antebraço... nos dois braços. Uma dor bem forte, mas muscular, sabe? — respondi.

— Ah, Mari, sim. Essa dor poderia vir mesmo. Deixa eu te explicar o motivo. Menina... sua cirurgia foi muito difícil, viu? Se não a mais difícil da carreira da Fabi, com certeza a segunda mais difícil... fale com ela para você ver! Foi bem complexo... Tivemos que erguer você. Os seus braços ficariam amarrados, como em qualquer cirurgia de tórax. Porém, a Fabi preferiu erguer você... meio que... sentar seu corpo. Para poder operar de um ângulo melhor...

— Acho que entendi. Tipo como se eu estivesse numa cruz? — interrompi.

— Exatamente. Eu estava tentando evitar esse exemplo, mas é exatamente isso. Então, seu braço ficou com uma amarração bastante forte, e com pressão de toda a gravidade, além do aparelho de pressão o tempo todo nele. Foram muitas horas de cirurgia... então foi bem agressivo com a musculatura, entende? É esperado que fique dolorido mesmo. Mas faz um favor? Pede para o seu marido massagear sempre que puder. Com certeza vai, aliviando com o tempo — ele explicou.

Foi então que me dei conta de que a cirurgia que eu havia feito tinha sido mesmo de grande porte, e que os cuidados dali pra frente deveriam ser levados bem a sério.

Desliguei o telefone e contei para o Murilo o que o Gui tinha me falado, e ele arregalou os olhos e disse:

— Nossa, que levinho. — A clássica fala irônica dele.

A enfermeira chegou e confirmou que a medicação para a dor estava um pouco atrasada e já foi injetando o Tramal, o Omeprazol, o Dramin, a morfina (uma vez que, devido à hepatite recente, eu não deveria fazer uso de anti-inflamatório), e por aí vai.

O Murilo andava pelo quarto, aliviado. E eu seguia impressionada com o potencial de respiração que havia ganhado. Claro que eu ainda me sentia superexausta, e tinha o aperto extremo do sutiã cirúrgico. Ainda assim, eu respirava brandamente, como havia muito não respirava... Eu nem lembrava o que era respirar.

Peguei meu celular de novo e fui conversar com minha mãe no WhatsApp, ver fotos e vídeos do meu filho. Eu me senti bem; me senti leve; me senti livre. Uma sensação que não vou esquecer nunca mais.

Passadas algumas horas, a Dra. Fabiana entrou no quarto, com aquele sorriso de sempre.

— Olá, como estamos? Oi, oi... — disse ela, com toda a serenidade do mundo.

Olhei para ela, sorrindo, aliviada e ainda emocionada.

— Uau, tô ótima. Claro, dolorida... Mas bem e feliz! Me conta, como foi a cirurgia?

— Olha... vou te contar, viu? Sua cirurgia foi extremamente difícil. Só não bateu uma outra paciente minha, mas sim... Você está em segundo lugar. Foi muito difícil, e vou te explicar por quê — ela contou, conferindo os medicamentos que estavam sendo aplicados e se aproximando mais de mim. — Quando eu abri, o que eu encontrei foi algo totalmente diferente do que eu já tinha visto antes. As suas próteses e a cápsula estavam no meio da musculatura. Eu nunca vi isso. Normalmente é o que a gente chama de subglandular, quando está abaixo da glândula e por cima do músculo... Ou submuscular, quando está por baixo do músculo. Esses são o que chamamos de plano das próteses. As suas estavam mescladas com a musculatura. O músculo, a cápsula e as próteses eram uma coisa só. Foi preciso descolar a musculatura até a altura das suas clavículas, foi bem grande a área operada... Então, meu amor... foi extremamente complicado realizar a retirada. Mas, ainda assim, conseguimos retirar em bloco, e também fizemos uma pequena raspagem na costela. Mas, assim, o que sobrou de musculatura ali é... quase nada.

Eu estava tentando montar aquela imagem na minha cabeça... E não conseguia. Eu sou muito imagética para tudo... então tentei, rs.

— Nossa, não consigo nem imaginar. Mas então... saiu tudo, certo? Não ficou nada lá dentro? — falei, com a voz ainda um pouco rouca.

— Você tem medo de olhar a foto? Eu tenho a foto aqui de como ficou por dentro... Dá pra ver bem que saiu tudinho. Quer ver?

— Nossa, não me mostra... pelo amor de Deus — pediu o Murilo, já se afastando.

— Quero ver sim. Não tenho problema com isso, vai ser bom para eu entender melhor... Sou muito visual — respondi.

Não sei se devo descrever a imagem aqui. Mas estava bem claro que a minha musculatura peitoral praticamente não existia mais. O interessante — e um pouco assustador — foi ver minha costela. Lisinha, fininha, limpinha. Quando olhei para ela, me dei conta de quão sensível é o nosso corpo. De quão perfeito ele é, feito de partes sensíveis e quebráveis. É uma imagem que jamais vai sair da minha cabeça, sem dúvida.

— Mais uma coisa: nós te medicamos com morfina agora, pela manhã, porque não estamos usando nenhum anti-inflamatório em você, devido à sua hepatite do mês passado. Não queremos sobrecarregar seu fígado. Mas será somente essa dose, e aqui no hospital. Em casa você vai ficar com Tramal, e Novalgina nos intervalos. Provavelmente você vai ter bastante dor nesses primeiros dias. Como eu falei, o descolamento foi bem grande, então pode ficar roxo e bem dolorido nesse período de recuperação, tá? Mas não se assuste, tudo isso é esperado e eu estou com você em todo momento, tá? Você sabe disso. Qualquer coisa me chama. Inclusive, vou querer notícias suas todo santo dia, viu, mocinha? — disse a Dra. Fabi, já começando a se despedir.

A Fabi é assim. Uma vez que ela pega na sua mão, ela não solta mais. E não falo isso para fazer propaganda não; falo porque até hoje ela me acompanha e fica de olho para saber se estou bem. Ela tem uma frase que eu acho válido colocar aqui:

"Amar não é sobre dar as mãos. É sobre a resiliência em não soltar."

Bom, fizemos a troca dos curativos e conferimos os pontos. Sinceramente, preferi não olhar muito para meus seios naquele momento. Estava ainda pensando na imagem e na brutalidade da cirurgia em si. Contei para a Fabi que o Gui havia me ligado, e me explicado o lance de ser operada pendurada na cruz. E ela confirmou, dizendo que é mais comum do que nós imaginamos. E que, como minha cirurgia durou cerca de cinco horas e meia, com certeza meu braço iria ficar alguns dias dolorido.

Ela me passou as medicações, conferiu a meia antitrombose, me deu forças, alegria, coragem, um beijo carinhoso na testa e foi embora. Deixou minha alta na saída, com uma das enfermeiras.

Era hora de voltar para casa. Era hora de pegar a estrada, no caminho de volta.

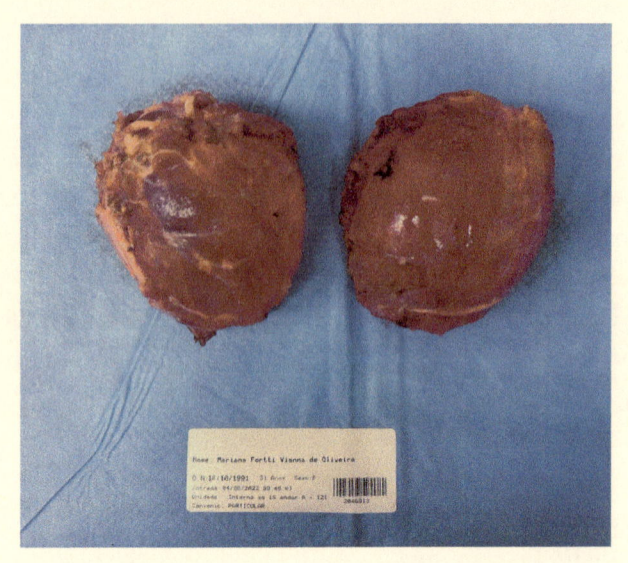

Este é o "conteúdo" retirado em um explante em bloco: as próteses mamárias (direita e esquerda) junto ao tecido das cápsulas formadas pelo corpo. No meu caso, é possível ver a musculatura junto às cápsulas.

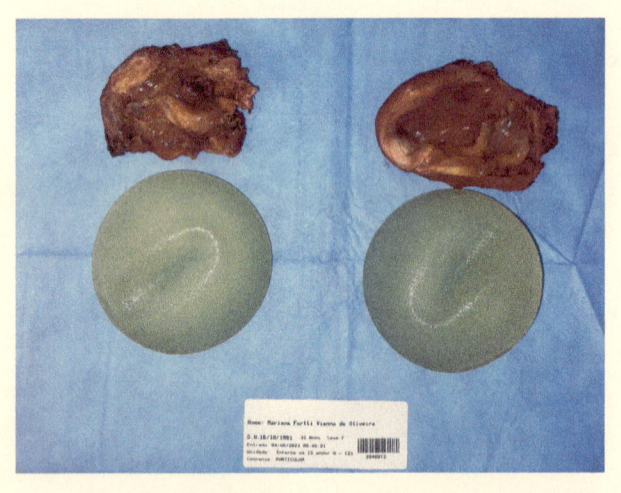

Aqui vemos a separação das próteses e das cápsulas. As próteses são esterilizadas e devolvidas à paciente. E as cápsulas vão para biópsia. Aqui também é bastante visível a quantidade de musculatura que tinha junto às cápsulas formadas pelo meu corpo.

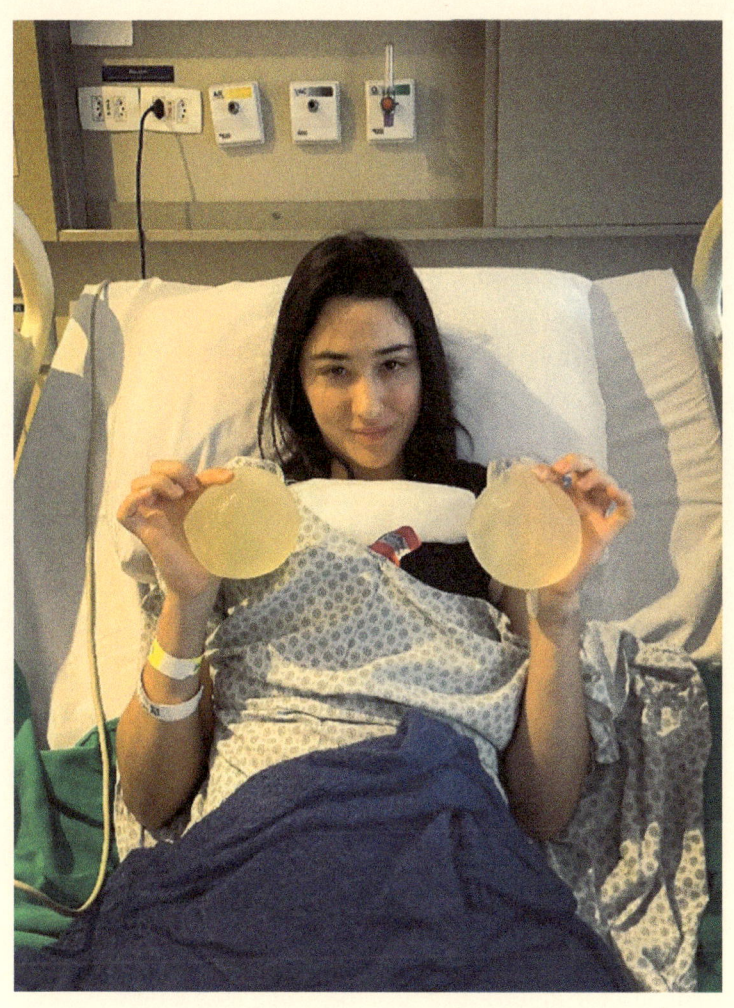

Esta sou eu, assim que acordei da cirurgia de explante em bloco, segurando as próteses que foram retiradas do meu corpo. Só de segurá-las, a minha mão já ficava bastante oleosa, uma vez que o conteúdo dela continuava vazando.

> Vivencie este capítulo através das músicas:
> "Take Heart" | Hillsong UNITED
> "The Blessing" | Kari Jobe, Cody Carnes, Elevation Worship

EXPLANTE, EXPLANTE MEU

CAPÍTULO DEZENOVE

UM DESCANSO DESAFIADOR, PORÉM FELIZ

Cheguei em casa leve, bem.
    Minha mãe estava brincando com o Samuel. Com muito cuidado, dei um abraço nele e já fui deitar. Eu estava exausta. Minha mãe ficou muito feliz em me ver bem, apesar de saber que eu estava extremamente dolorida.

A ideia era simplesmente descansar nesses primeiros dois dias. Levantar de vez em quando para buscar um copo d'água, com ajuda de alguém. Movimentar um pouco as pernas e voltar a descansar. Não era para mexer em nada nos curativos nem no sutiã, a não ser que algo inusitado acontecesse, claro.

Dois dias se passaram exatamente assim. Dormi tanto que nem sei dizer quanto tempo foi. Mas, no segundo dia, acordei com sangue na camiseta e vimos que um dos seios estava com o curativo ensopado. Sem pânico, mandamos as imagens para a Fabi, que nos orientou a fazer a troca da gaze por baixo do sutiã mesmo, sem a necessidade de abrir. Disse que era supernormal, e que estava dentro do padrão. Segui, comendo um pouco, bebendo bastante água e descansando um monte. A descrição de que um caminhão teria passado por cima de mim não era suficiente. A sensação era a de que ele havia me atropelado e voltado, passando por cima de mim duas vezes. Aí sim parecia suficiente a metáfora.

Terça-feira chegou e eu tinha uma consulta virtual marcada com a Dra. Fabiana para ela dar uma olhada nos pontos e ver se eu estaria liberada para um banho. Eu estava ansiosa. Mas nem me ocorreu que seria o momento de ver como meu peito estava esteticamente. Eu estava ansiosa para tomar banho, isso sim.

Ligamos a câmera no Zoom, e chegou a hora de abrir aquele sutiã. Que alívio seria! Quem já usou um desse sabe quão apertado é. Nem comemos direito de tanto que aperta a boca do estômago.

— Agora, Mari, você mesma vai abrindo o sutiã... Essas manchinhas de líquido amarelo e sanguinho que vazou são uma coisa supernormal, fica tranquila — disse a Fabi.

Comecei a tirar os ganchinhos por baixo. Eram cinco ganchos. E, à medida que ia tirando, eu respirava ainda melhor. Nossa, que sensação maravilhosa tirar aquilo... Tirei, olhando para mim mesma, olhando para baixo, vendo tudo cheio de gaze.

— Agora, veja se você ou o Murilo conseguem tirar as gazes somente, por favor. Não tira as fitas que estão nos pontos da cicatriz, apenas as gazes que estão por cima de tudo — pediu a Fabi, novamente.

Pronto. Foi aí que eu entendi visualmente o que havia acontecido. Foi um choque. Bem grande. Olhar para baixo, ou olhar na tela do computador... Ambas as imagens eram extremamente chocantes para mim. Para ser sincera, não lembro muito do que conversamos naquela rápida consulta... Sei que fui liberada para o banho, e que estava tudo bem... Mas fiquei um pouco anestesiada com o choque visual do resultado de tudo.

Eu estava tão impressionada que nem me toquei e nem me preocupei com o fato de que o Murilo também deve ter levado um baita susto, ao me ver daquele jeito.

Chamei minha mãe e pedi para ela me dar o banho, enquanto Murilo ficaria com Samuel.

— Amor, tem certeza? Eu te dou o banho... Poxa, estou aqui pra você — ele disse.

— Não, amor, estou um pouco abalada. E, nesse sentido estético, me sinto mais à vontade com a minha mãe... Fique tranquilo, é um processo — respondi.

Um dos exercícios que eu havia feito em terapia, nos meses que antecederam a cirurgia, era o de buscar imagens de corpos nus de mulheres que eu admirava e que tinham seios pequenos. Foi bem legal ver que existe muita beleza e feminilidade em um corpo sem seios fartos. Mas uma coisa é você olhar imagens lindas e produzidas dessas pessoas chiques na internet. Outra coisa é você encarar no espelho os seus seios não só minúsculos como também mutilados, cheios de pontos e manchas amarelas e roxas, devido ao nível de descolamento e impacto do procedimento. Uau, como foram difíceis esses primeiros banhos.

Tirar a roupa e olhar no espelho... Entrar no banho e olhar para baixo; se enxergar com menos peito do que um dia você teve, mesmo com seu corpo natural, pode ser assustador.

Foram dois banhos em que não consegui controlar o choro. Em um deles eu estava com o Murilo; no outro com minha mãe. Na minha cabeça, vinha apenas a tristeza de ter feito aquilo comigo mesma, e o exercício era lembrar do perdão que eu já havia me dado. Eu não me arrependia do explante! Muito pelo contrário, sempre soube, e ainda ali, com lágrimas nos olhos, eu sabia que tinha sido a decisão certa. Mesmo assim, doía ver que eu havia feito aquilo comigo, que havia decidido, um dia, colocar algo tão prejudicial no meu corpo. Que hoje eu sofria as consequências dessa escolha e que havia perdido até o que tinha antes de colocar as próteses.

O ponto é que, ainda hoje, quando olho no espelho, tenho que me perdoar novamente. É um exercício diário.

E provavelmente é um exercício que vai levar um tempo para finalizar por completo. Mas é também um exercício bonito, de amadurecimento e de amor-próprio.

No espelho, eu encaro as cicatrizes nos meus seios e vejo que, com elas, eu tenho uma baita história para contar. O foco é ressignificar para, então, curar. Um processo muito parecido com o luto: tem dor, mas tem gratidão e orgulho pelo que foi vivido.

A cada dia que passa tem sido mais fácil, claro. Esteticamente, meus seios já mudaram bastante de como estavam logo após a cirurgia. Então, com o tempo, tudo vai tomando seu lugar, e vamos entendendo que está tudo bem. Que, agora sim, está tudo bem.

Uma coisa é fato: as roupas me servem melhor. Existe uma harmonia no meu corpo que, com o silicone, eu não encontrava. E essa harmonia visual e externa se torna internamente sentida. E assim eu vou encontrar ainda mais sentido em tudo o que o espelho me revela hoje em dia.

Antes de terminar este capítulo, quero contar que, durante esse tempo de recuperação, chegou o resultado da biópsia realizada nas minhas cápsulas, retiradas com as próteses.

Graças a Deus, nada maligno foi encontrado. Mas foi detectada metaplasia em ambos os tecidos, tanto na cápsula do seio direito como na do seio esquerdo.

Metaplasia é a transformação das células de um determinado tecido em função de algum estresse ao qual ele está sendo submetido. É quando as células se alteram para que aquele tecido se torne mais "forte" e capaz de lidar com a tal situação de estresse. No caso do silicone, essa situação é o gel bleeding. O ponto é que, se essas alterações não são contidas/solucionadas (com a retirada do silicone do corpo, por exemplo), as células vão se modificando até o ponto em que podem se transformar em tumores malignos. Por isso, temos diversos relatos de mulheres que desenvolveram linfoma, em função da Doença do Silicone. Isso é bem grave, né?

A sensação de ler esse resultado foi, claro, de um alívio tremendo. Pois, sim, havia uma bomba-relógio dentro de mim. E eu tirei/desliguei essa bomba. Mas sei que muitas mulheres não conseguem essa cura a tempo.

Veja, na conclusão, o resultado comprovado do encontro de células com metaplasia nas duas cápsulas retiradas do meu corpo.

1000.0945.1720 / Atendimento: 2046913
Mariana Fortti Vianna de Oliveira
Internaçao 1º andar (Internaçao 1º andar A)
Médico solicitante: Dr(a) Fabiana Catherino CRMSP 121444

DN: 16/10/1991 (31 Anos)
SEXO:Feminino
Prontuário: 288181

Data da Coleta: 04/06/2023   Data de Recebimento: 06/06/2023 12:13 BRT

EXAME ANATOMOPATOLÓGICO   SPA23-73319

Material: A/B - Cápsula de mamas direita e esquerda.

Informações clínicas/Hipótese diagnóstica: - ASIA?; BII?; BIA ALCL?.

Macroscopia:

SPA23-73319A - Cápsula de mama direita
Recebido para exame anatomopatológico produto de cirurgia para troca/retirada de prótese mamária direita, enviado em formalina, devidamente identificado. Consta de um fragmento de aspecto capsular que mede 11,0 x 6,2 x 5,0 cm. Aos cortes, exibe cor acastanhada e consistência elástica, com espessura máxima de 0,5 cm. Não acompanha prótese mamária. Fragmentos representativos foram submetidos a exame histológico.
Cassetes SPA23-73319A1 e SPA23-73319A2: 4 fragmentos

SPA23-73319B - Cápsula de mama esquerda
Recebido para exame anatomopatológico produto de cirurgia para troca/retirada de prótese mamária esquerda, enviado em formalina, devidamente identificado. Consta de um fragmento de aspecto capsular que mede 9,0 x 6,0 x 4,6 cm. Aos cortes, exibe cor acastanhada e consistência elástica, com espessura máxima de 0,5 cm. Não acompanha prótese mamária. Fragmentos representativos foram submetidos a exame histológico.
Cassetes SPA23-73319B1 e SPA23-73319B2: 4 fragmentos

Microscopia:

A análise dos preparos histopatológicos é descrita e sumarizada na conclusão abaixo.

Conclusão:

A) Cápsula da mama direita:

- Tecido fibroconjuntivo capsular com metaplasia sinovial
- Tecido muscular esquelético sem particularidades histológicas significativas

B) Cápsula da mama esquerda:

- Tecido fibroconjuntivo capsular com metaplasia sinovial
- Tecido muscular esquelético sem particularidades histológicas significativas

CAPÍTULO VINTE

RECONHECENDO A PARTE FEIA DO PROCESSO

Como quase tudo na vida, a experiência do explante é uma jornada. E, como toda jornada, tem seu início, meio e fim.

Cada uma de nós vai determinar essas fases de acordo com a sua própria história. Mas devemos olhar e entender essa tal "jornada" mais a fundo do que estamos acostumadas a ouvir e lidar por aí.

Aprendi, ao longo desses dias pré e pós-cirurgia, a abraçar com mais amor as jornadas... E, mais do que isso, a **reconhecer** uma certa beleza nas partes "feias" que existem ao longo delas.

O que eu quero dizer com isso?

Que nem toda oração é como aquelas que ouvimos nas igrejas.

A realidade da vida aqui neste mundo é a mesma realidade que Deus retrata na Bíblia: caótica. E, para viver (de verdade), é preciso passar pelo caos. E "passar" significa manter-se em movimento. Esse é o segredo da jornada. Esse é o agir que torna o caos algo, enfim, belo.

O primeiro passo é nos permitir viver o caos. Claro que, para isso, devemos escolher um local seguro e, então, abraçar essa situação. Nesse momento, fazemos o exercício de parar de buscar a razão de tudo. É o momento de respirar, olhar para dentro de si e abafar as tentativas mirabolantes de entender os planos de Deus. É momento de pensar menor, para continuar pensando. De fazer pequeno, para continuar fazendo.

Esse é o momento de manter movimentos que podem parecer irrelevantes, mas que são, normalmente, aqueles que nos levam para a porta de entrada de grandes feitos.

Nem sempre nosso agir, em busca do que Deus tem para nós, vai ser um agir grandioso, com holofotes, reconhecimento e aplausos. Nem sempre a nossa jornada vai estar repleta de louvores em soprano. Nem sempre a nossa oração vai ser linda, seguindo a ordem de prioridades. Nem sempre, quando olharmos para o céu, será para contemplar e agradecer. Às vezes, vai ser no desespero. Mas, contanto que olhemos, é isso que vale. Contanto que nos mova, é isso que vale. Muitas vezes não é a "fórmula" da oração, mas sim a intenção e a fé que você tem ao fazê-la. Mesmo que a sua oração seja sem palavras, apenas com o falar do coração ou o toque dos joelhos no chão... ela tem muito poder. Para Deus, não é necessário um texto decorado e bem declarado.

Estou falando de quando estamos vivendo algo que foge completamente do nosso controle, ou de quando todas as portas se fecham... Quando o silêncio toma conta dos dias, que passam como se estivessem em câmera lenta, como se Deus estivesse recluso, sem nos enxergar... Uau... Aí está: o caos.

Esse é um momento em que mesmo nossas lágrimas são uma forma de orar. Ou, ainda, quando gritamos com a cara enfiada no travesseiro. E quando tentamos usar palavras... E só conseguimos dizer "Deus...", e nada mais sai das nossas bocas? Ah, sim, aí estão, pequenos momentos. E esses pequenos momentos e movimentos destravam o agir de que eu estava falando anteriormente.

Steven Furtick nos ensinou, em uma pregação que eu vou deixar ao final deste capítulo, a perguntar: "Qual é a melhor coisa que posso fazer agora?" (*"What is the best next thing I can do now?"*).

Às vezes, é tomar um banho e cuidar de si. Às vezes, é buscar seu filho na escola, preparar uma janta para ele e, mesmo que você esteja exausta, perguntar como foi o dia dele. Às vezes, é continuar acordando e indo trabalhar... Continuar dando o seu melhor, mesmo que não pareça o seu melhor para os outros; simples assim.

É esse agir, simples e pequeno, que vai te conduzir para o que Deus tem pra você. Às vezes, o melhor que temos a fazer naquele momento, no momento do caos, é "apenas" seguir em movimento, e fazer o que fazemos da melhor maneira.

Tudo isso para dizer que a jornada do explante pode ser simples para algumas de nós, mas pode ser bastante complexa, profunda e dolorida para outra grande parte de nós, como foi comigo. E quando digo dolorida você já entendeu que não quero dizer apenas fisicamente, mas emocionalmente e espiritualmente também.

Do momento em que eu descobri sobre a Doença do Silicone até o dia da minha cirurgia, passaram-se mais de doze meses. A descoberta não foi, para mim, a porta de entrada para a cura, diretamente. Eu precisei digerir muita coisa. Precisei ter calma e paciência para desmamar meu bebê. Precisei esperar o melhor tempo para ele. Precisei ter inúmeras conversas com meu marido e com minha terapeuta. Precisei chorar muito. Precisei orar muito... E, de novo, nem todas essas lágrimas e orações foram lindos momentos em que proferi palavras lindas a Deus. Muitas vezes foram lágrimas de desespero mesmo. Lágrimas de raiva, de indignação, de medo... Lágrimas de tudo quanto é tipo.

E todos esses "pequenos" momentos foram parte do caos que me conduziu à cura, à verdade, ao livramento e à visão de muitas das coisas que Deus tem para mim e para todas nós.

Então, talvez a sua jornada não seja linda e perfeita em todas as suas etapas. Mas é exatamente isso que fará você chegar aonde deve chegar.

Coloque o seu coração diante de Deus (pode ser através de um gesto, um louvor ou mesmo uma oração) e apenas abrace os momentos "feios". Eles são também uma forma de se manter em movimento e de buscar aquilo que devemos buscar.

Quer um exemplo simples e prático?

Lembra da noite anterior à cirurgia, quando eu recebi a notícia de que o convênio havia negado o meu pedido de reembolso da cirurgia e de todos os gastos envolvidos nela?

Chorei horrores. Mas não foi um choro normal, foi um choro com muita raiva, e até com gritos dentro do meu carro, para ninguém ouvir, rs. Por um segundo, na minha mente, eu questionei: *Deus sabe que eu não tenho esse dinheiro. Por que permite que essa injustiça seja feita de maneira tão cruel?* Mas nada saiu da minha boca.

No fundo, meu coração só queria que fosse um processo justo. No fundo, eu só queria o que era um direito meu. Mas, como sabemos, é comum os convênios negarem as prévias e pedidos de reembolso, porque muitas mulheres desistem de seguir com esse processo na justiça. Afinal, dá muito trabalho, é financeiramente custoso e leva um bom tempo para que a justiça seja feita. Então, muitos negam de primeira, na tentativa de não precisar arcar, mesmo, com nenhum custo. Essa é uma conduta bastante comum, já era sabido. Mesmo assim, meu coração ficou no chão e eu enfraqueci diante do que seria uma imensa injustiça. Eu me senti fraca porque entendi que teria, sim, que iniciar um processo judicial para ir atrás do que é meu, por direito, e quem mora no Brasil sabe o trabalho físico e mental que isso dá. Me senti um peso para minha família, uma vez que não estava conseguindo muitos trabalhos (como você já sabe) e aquele dinheiro seria tirado de outros lugares, de coisas que eram para meu filho e meu marido. Foi uma sensação péssima, e só quem passa por essas questões vai entender.

Mas, então, pensei, junto do meu marido: *Qual é a melhor coisa que posso fazer agora?*

E, naquele momento, era apenas tomar um banho, respirar e tentar ter uma boa noite de sono, para ter energia suficiente para viver o que o dia seguinte me reservava. Decidi seguir. Decidi confiar. E manter a lógica de "um passo de cada vez", um dia de cada vez. E é isso; às vezes, só vamos conseguir enxergar o próximo degrau, sem enxergar a escada inteira. Mas isso já basta para continuar subindo, certo?

Outro exemplo, simples, e que também já comentei aqui: o dia em que realmente olhei no espelho e vi o resultado da mutilação de um explante. Chorei horrores. Chorei de babar, sabe? Chorei tanto que doía o peito. Por dentro, no coração. Era uma dor que carregava toda aquela culpa por tudo o que eu tinha feito comigo. Mas... opa, eram pensamentos. Apenas pensamentos. O que saiu da minha boca? Nada, apenas baba, alguns gritos e sons de choro, novamente. Em meio a muitas e muitas lágrimas.

Então eu pensei, de novo: *Qual é a melhor coisa que posso fazer agora?* Era cuidar de mim e daquilo que me deixava tão chocada e abalada.

Então, segui em movimento. Peguei a gaze, o hidratante, o sabonete e fui cuidando daquele machucado todo, cuidando de mim e caminhando, devagarinho, subindo cada degrau que a recuperação pede.

Esse é o segredo do processo. Reconheça a parte feia da jornada. Permita-se orar, mesmo que de maneira estranha e não lógica; ou mesmo que só com lágrimas e gritos; ou ainda, em silêncio. E se mantenha em movimento. Dê um passo pequeno, mas dê um passo. Que seja para o bem e que esteja ao seu alcance. Pergunte para Deus e para si mesma: qual é a melhor coisa que posso fazer por ora, no dia de hoje?

Viver essa jornada do explante nos exige "processar" muito. E não é só no âmbito filosófico não. É uma questão química também. Processar é algo físico. É natural, normal e necessário.

Na década de 1960 um cirurgião plástico chamado Maxwell Maltz observou que seus pacientes começavam a notar benefícios e se adaptar às mudanças 21 dias depois dos procedimentos que ele realizava. Então, ele criou uma teoria (conhecida como "A Teoria dos 21 Dias"), segundo a qual esse seria o tempo que nosso corpo levaria para "criar um novo hábito", ou seja, para "entender um novo padrão", adaptar-se a ele e viver de acordo com ele. Maltz lançou um livro em que explica mais detalhadamente todos os seus aprendizados, chamado *Psicocibernética*[4]. Para ele, ficou claro que seria muito mais difícil condicionar a nossa mente às mudanças se pensássemos nelas de maneira repentina, permanente e eterna. Ele observou que, conforme o tempo passava, seus pacientes se sentiam mais motivados, otimistas e confiantes com relação às mudanças. Ou seja, ele entendeu a **importância do passar do tempo**.

---

4   MALTZ, Maxwell. *Psicocibernética*. Trad. Tássia Carvalho. Porto Alegre: Citadel, 2023.

Anos depois, em meados de 2012, Jane Wardle confirmou cientificamente a necessidade do tempo para a adaptação do cérebro a um novo padrão. Nos seus estudos, por exemplo, no artigo "*Making health habitual: the psychology of 'habit-formation' and general practice*",[5] o relato é o de que as pessoas levavam entre 18 e 254 dias para se adaptar. Fazendo uma média, estipulou-se que seria em torno de 66 dias.

Desses dois estudiosos, podemos tirar a lição de que:

1. Nosso corpo leva um tempo para se adaptar a um novo hábito, um novo padrão, um "novo eu".
2. Essa não é uma necessidade "apenas" emocional, é uma questão física, também, de conexões neurais e processos químicos do nosso corpo.
3. Podemos até pensar em uma média de dias para essa adaptação, mas cada um de nós tem o seu tempo. Cada um de nós tem um cérebro diferente, com características, tamanhos e velocidades diferentes. Não adianta tentar adivinhar qual será o dia exato em que estaremos adaptados a um novo normal. Também não adianta tentar se comparar com o amigo que passou pelo mesmo processo.

Então, aqui fica um bom recado para você que passou ou que vai passar pelo explante: quando você se olhar no espelho, permita que seu corpo, seu cérebro e você se adaptem ao seu "novo eu", com tempo e paciência. Lembre-se

---

[5] "Fazendo da saúde um hábito: a psicologia da 'formação de hábitos' e a prática geral", em tradução livre. GARDNER, Benjamin; LALLY, Phillippa; WARDLE, Jane. Making health habitual: the psychology of "habit-formation" and general practice. *Br J Gen Pract*, v. 62, n. 605, p. 664-666, dez. 2012. DOI:10.3399/bjgp12X659466.

de que não é só uma adaptação emocional, mas também um processo natural e fisiológico do corpo. É justo dar um tempo a si mesma. Faça isso com calma e não fique se encarando por muito tempo, principalmente no começo. Tudo o que você vê ainda vai mudar bastante, inclusive o seu próprio olhar.

Antes de terminar este capítulo tão valioso, gostaria de compartilhar algo muito interessante que aprendi com minha psicoterapeuta no meu "processar": o *Kintsukuroi* — a arte da aceitação e da superação.

Esse é um tipo de arte japonesa que consiste em reparar objetos quebrados com ouro (*Kintsukuroi* significa justamente "reparo com ouro"). A filosofia por trás dessa arte é a de que objetos quebrados não perdem seu valor, mesmo após eventos catastróficos.

Quando algo sofre um dano, sempre existe conserto. Mais do que isso: vale a pena repará-lo, pois esse processo confere, ao objeto, um valor único e uma beleza particular. Inclusive, depois de passar por esse processo de reparo, o objeto passa a valer mais do que antes.

As imperfeições (que são, muitas vezes, escondidas e desvalorizadas) nessa arte, são as origens de uma vida cheia de história, cheia de valor. De cada traço "imperfeito", surge uma riqueza inestimável.

Hoje, quando eu olho no espelho e vejo minhas — enormes — cicatrizes, me imagino assim, como uma arte, ressignificada com ouro.

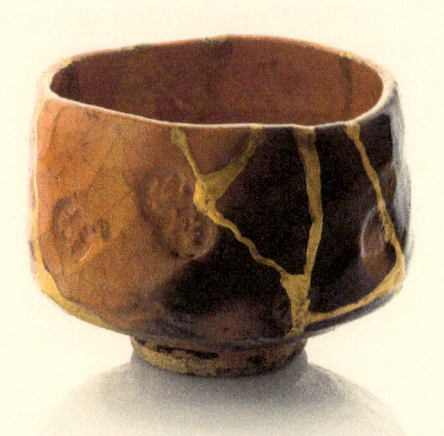

Restauração tradicional japonesa de Kintsugi, laca urushi e pó de ouro puro
Foto: Chiara Lorenzetti Kintsugi

Por fim, a mensagem mais importante deste capítulo é: quem tem o poder de transformar o fraco e o feio em algo grandioso é Deus. E, para essa jornada, você pode acreditar que Ele não só está com você, como também tem o propósito de transformar a sua imagem, as suas características, as suas habilidades e o estigma que você carrega em algo extremamente potente e encantador.

Deus não escolheu as coisas tolas para as sábias confundir (1 Coríntios 1:27)? Desde a escolha de Davi, o mais fraco, o menos capaz, o bastardo dos irmãos, até a escolha de Salomão, aquele que era fruto de um erro, Deus nos provou que não nos escolhe pelos mesmos parâmetros que nós mesmos nos julgamos. Deus não escolhe pessoas como pessoas escolhem pessoas. Aquelas que, na teoria, têm o melhor currículo para cumprir grandes feitos não são necessariamente as que serão escolhidas por Deus para fazê-los. Porque é assim com Deus. Ele não nos escolhe por quem somos hoje. Ele nos escolhe pelo que já planejou para nós. E, então, à medida que permitimos,

Ele trabalha, em nós, para que a gente chegue lá. E, nesse trabalho, Deus transforma as nossas falhas, as nossas marcas, nossas dores, em grandes e maravilhosos feitos.

Então, se hoje você se olha no espelho e vê apenas vergonha, saiba que esse é o melhor terreno para Deus agir. Acredite e se permita transformar as dores em força, amor e beleza. Você tem muito pela frente, e tem muita coisa a conquistar. Ainda mais agora! Após conhecer e entender sobre experiências transformadoras como a do explante... Como a busca por reencontrar-se e redescobrir seu valor.

Mergulhe mais a fundo, com uma palavra de fé:

"Ugly Trust"
Pastor Steven Furtick, Elevation Church

Vivencie este capítulo através das músicas:
"Glorious Ruins" | Hillsong Worship
"Graves Into Gardens" | Elevation Worship, Brandon Lake

CAPÍTULO VINTE E UM

UMA BOA E VELHA HISTÓRIA

Peço licença para, nesta parte do livro, te contar como foi a cerimônia do meu casamento com Murilo. Aconteceu em 2018, eu ainda tinha silicone, os sintomas e tudo mais... Mas vale contar essa história aqui, porque ela me ensinou muita coisa que até hoje eu exercito, ao me olhar no espelho. É sempre sobre o espelho... Você vai entender. Vamos lá.

Havíamos escolhido o lugar mais lindo de Ilhabela. Era o lugar que frequentávamos quando éramos namorados, e onde sempre sonhamos nos casar (sim, sempre falamos em casamento, desde o namoro).

O Vila Salga ainda estava no início da sua empreitada no negócio de casamentos, e nós assistimos aquele lugar subir seus tijolinhos até se tornar a maravilha que ele é hoje.

A cerimônia foi pé na areia, embaixo de um chapéu-de-sol lindo (amendoeira-da-praia), de frente para o mar calmo de Ilhabela. A mistura da luz do sol no fim da tarde com o verde daquela linda árvore, o branco da areia e o azul do mar... Não tinha como dar errado.

Pois bem, eu estava tranquila, feliz e anestesiada com tudo o que Deus estava me permitindo viver. Os dias de preparação para o casamento foram deliciosos. Murilo e eu nos divertimos nos inúmeros preparos com os fornecedores, e nada, durante todo o processo, foi cansativo ou chato. Foi tudo um verdadeiro mover de Deus (inclusive na questão financeira — até hoje ainda não conseguimos entender nem acreditar como conseguimos pagar tudo! Só Deus mesmo).

Na véspera do casamento, os fornecedores começaram seus preparativos. Como já estávamos na Ilha, nós acompanhamos o processo, para ajudar em tudo o que fosse necessário.

No momento em que vi a montagem no local onde aconteceria a cerimônia, meu coração foi tomado de uma emoção que até hoje é difícil explicar. Eu não acreditava que aquele local tão lindo seria mesmo onde eu iria me casar! O pôr do sol da véspera me mostrava quão maravilhoso seria o dia seguinte, cheio de convidados que amávamos. Que sonho, que perfeição!

E, aí é que tá, me apeguei àquela perfeição.

Tudo pronto. O grande dia chegou... e, no caminho para o quarto onde eu iria me arrumar, um medo grande tomou conta do meu coração: e se chover? Definitivamente o dia não havia amanhecido com o céu tão limpo como nos dias anteriores, mas ainda assim tinha um solzinho. Será?

No meio de toda a preocupação, pensei: *Deus não vai deixar isso acontecer comigo, não vai... né?! Deus?*

Desfoquei e segui para a maquiagem, cabelo e vestido! Foco. Mas... e se?

— Fica em paz, mulher! O Vila Salga já faz casamentos há dois anos, e nunca, você me ouviu? NUNCA choveu em um casamento aqui. Não vai ser no seu, querida... Relaxa! — disse a Gabi, coordenadora oficial do espaço, na época, e hoje minha amiga querida.

Enfim, quatro da tarde. Convidados na praia e o sol brilhando tranquilamente! *Ufa, tudo vai dar certo. Preciso aprender a confiar mesmo em Deus*, pensei, e segui para as escadas que desciam em direção ao local da cerimônia.

Minha música, "Heaven Knows", já estava tocando e, então, eu entrei. Descalça. Com meu buquê. Com meu pai dentro do coração... Sozinha, pisei na areia e... vi a cena.

A cena que eu planejei, que eu sonhei... Estava realmente acontecendo! Tudo perfeito... Minha mãe ali, na minha frente, para fazer a minha "passagem" para o Murilo, que me esperava lindo e sereno no altar. O sol nos iluminando pelo meio das nuvens... Todos os padrinhos presentes, os convidados tão amados... Tudo ali! Era real. Era perfeito! Entrei extremamente emocionada. A felicidade não cabia mais em mim. Era muita!

A cerimônia começou e nossos queridos cerimonialistas, Larissa e Etevaldo, nos levaram à passagem da Bíblia pela qual eu comecei a minha relação com Deus, muitos e muitos anos atrás: Mateus 5:13-14.

E aqui eu abro um parêntese. O local que escolhemos para o casamento foi, há muitos anos, um local onde os moradores daquela vila salgavam os peixes. Por isso, o nome do estabelecimento tornou-se Vila Salga, pela história do povo que um dia habitava aquele lugar. E nós, eu e o Murilo, sabíamos disso quando escolhemos casar ali! Até chegamos a lembrar da passagem de "sal e luz" na Bíblia, porque era um lugar de sal e muita luz... Mas não nos aprofundamos muito nisso... Até que a cerimônia começou e o Etevaldo e a Lari nos mostraram tudo o que realmente havia por trás daquela palavra/promessa de Deus.

Meu Deus, como foi lindo!

E, enquanto o Etevaldo explicava o poder que o sal tem, de conservar e temperar, ao mesmo tempo... Eu senti o peso de uma gota caindo, bem forte, no meu ombro.

Pronto. Iria acontecer. Iria mesmo acontecer aquilo que eu mais temia.

Desviei os olhos do foco do Etevaldo e da Lari e olhei em direção ao mar e vi. A chuva havia chegado... e chegado com tudo.

As gotas não pararam e só ficavam mais intensas e pesadas. O único pensamento que vinha na minha mente era *Nossa, acabou. Acabou meu casamento perfeito... Acabou... Não acredito que Deus está fazendo isso comigo!*

Eu não conseguia me concentrar no que a Lari e o Etevaldo falavam. Só conseguia fazer um grande esforço para sorrir, enquanto segurava um choro descomunal.

Hora dos votos.

Eu estava tão nervosa e envergonhada que peguei o microfone da mão do Murilo e decidi falar primeiro. Mantive a pose, o sorriso, o fôlego e falei meus lindos votos em meio a uma baita chuva. Quando terminei, ouvi palmas distantes e, entregando o microfone para o Murilo, resolvi olhar para trás.

Aí, nesse momento, fui para o fundo do poço. Não havia mais NINGUÉM. Todos os convidados haviam saído dos seus lugares para se abrigar da chuva lááááá atrás, fora da areia, debaixo da estrutura do deque do espaço.

E, naquele momento, vi que meu sonho havia simplesmente acabado mesmo. As assessoras nos entregaram um guarda-chuva azul, e nós nos espremermos ali no altar.

Foi então que o Murilo começou seus votos:

— Chuva, né? Tantos dias de sol... Por que será que, justo hoje, temos chuva?

Pausa aqui. Nesse momento, eu olhei para ele sem acreditar. Dentro de mim diversos pensamentos surgiram em uma fração de segundo... E todos eles estavam claramente estampados no meu rosto. Eram caras e bocas em meio a muitas e muitas lágrimas. E está tudo lá no meu Instagram, pra você entender do que eu estou falando.

Primeiro pensei: *Você está mesmo abraçando e aceitando isso? Como pode estar de boa e aceitando essa chuva bizarra?* Segundo: *Peraí, você sabia que iria chover? Porque... Se está nos votos que você está LENDO, é porque você sabia! Por que não me avisou? Como assim... Você sabia?* Terceiro: *Por que você tá falando sobre algo que me dói tanto, nos nossos votos de casamento? Essa chuva é uma vergonha... Já olhou pra trás e viu a situação em que estão os nossos convidados?*

Tudo isso eram pensamentos que me vieram na mente em uma fração de segundo enquanto ele havia soltado aquela primeira frase dos seus votos.

Mas o Murilo... Ah, o Murilo... Sempre sereno, ele me conduziu, novamente, a uma paz que, sim, excede todo entendimento.

Então, ele seguiu:

— A verdade é que a chuva faz o que nenhum sol no mundo pode fazer: ela nos une. Com a chuva, ficamos juntinhos... Um do lado do outro. Aprendemos a olhar com mais proximidade uns aos outros.

Quando falou isso, ele apontou para todos os convidados espremidos lá trás. E o que eu havia olhado antes com indignação e tristeza agora eu olhava com amor e beleza. Todos eles estavam abraçados, embaixo de guarda-chuvas e toldos... Todos juntinhos e conectados em uma energia única, um mover único. Conectados entre eles... e conosco. Todos com um mesmo foco: nós.

— Isso me faz pensar que foi por isso que Deus escolheu essa chuva para hoje. — Murilove continuou. — E é isso que eu vejo em nós, Mari. Essa mesma força de um amor, que nos faz ficar unidos. Eu te amo! E quero passar o resto da vida com você, e passar esse amor para nossos filhos. Lembra disso, faça chuva ou faça sol... desde que sempre assim: juntos.

Ah, pronto! Eu em prantos e todos os convidados chorando. Foi a coisa mais linda do mundo!

Com as palavras do Murilo, todos nós nos sentimos confortáveis com aquela chuva. Todos nós nos sentimos confortáveis de abraçar o que estava acontecendo e contemplar o que estava na nossa frente, do jeito que fosse.

Foi um balde de água na cabeça de todos nós (quase que literalmente, rs). Todos os convidados sentiram o baque, o aprendizado, a beleza e, por que não, a perfeição.

Aquela chuva forte acabou no mesmo momento da cerimônia. Parece que tudo havia sido programado mesmo.

Depois da cerimônia (a mais linda que eu já vi até hoje), e já dentro do espaço da festa, perguntei ao Etevaldo o possível motivo de Deus ter permitido aquela chuva, bem na hora da cerimônia, sendo que eu havia pedido tanto pra que não chovesse... Nunca havia chovido antes em um casamento ali, por que comigo?

— Por que não com você? Aliás, onde estava seu foco? O que você queria? Casar num lindo pôr do sol? Ou se casar com o homem que você ama? Onde estava o seu foco? O que será que Deus te provou e mostrou hoje? — disse o Etevaldo.

Dessa forma, devolvendo perguntas, ele me fez entender tudo!

O objetivo era ter uma cerimônia linda e perfeita, capa de revista, ou era casar com o amor da minha vida?

Meu foco antes de entrar no altar estava errado. E Deus o corrigiu de forma amorosa! Meio caótica? Sim, totalmente. Mas muito, muito amorosa, na maneira de conduzir o mover de cada coisa.

E como eu sei disso?

Basta olhar as fotos. Que, inclusive, foi uma atitude que o fotógrafo do dia me fez tomar. Ele fez questão de entrar no salão onde eu e o Mu estávamos jantando e mostrar, na câmera, ainda, o resultado daquela cerimônia. Nem ele conseguia expressar o quanto achava poderosos os takes que havia feito.

Era possível ver, com clareza, amor no olhar de cada um; o abraço acolhedor entre todos nós, debaixo de um mesmo teto (no caso, os guarda-chuvas); a permanência e persistência de todos os padrinhos no altar, mesmo debaixo do toró; os ternos e camisas molhados para abrigar outros, enquanto alguns tomavam chuva; os sorrisos e lágrimas nos olhos de todos... Ah, esse, sim, foi um casamento perfeito.

Durante a festa, inúmeros convidados vieram me dizer que nunca tinham presenciado algo tão poderoso. Mesmo os ateus diziam ter sentido uma "presença divina" durante tudo o que aconteceu na cerimônia, em função da chuva. Indo fundo, entendemos que a água, na Bíblia, e, portanto, na vida, tem o poder de transformar, de curar e de abençoar. A água é tão poderosa... Jesus é a fonte inesgotável de água (João 6:35; João 7:38; Apocalipse 21:6; João 4:10; Apocalipse 22:1)... Então, não tinha como não ter água nesse dia! Já tinha o sal, a luz... Só faltava, mesmo, a água. Eu escolheria mil vezes a chuva de novo e de novo.

E, com toda essa água, Deus transformou completamente a minha visão sobre o verdadeiro valor dos momentos/eventos da nossa vida e, assim, me curou de buscar — erroneamente — a perfeição. Ele me curou do equívoco de acreditar que o belo e o valioso significam a ausência de imprevistos. Por fim, aquela água me abençoou, ensinando-me que, do caos, surgem as coisas mais belas e poderosas da vida.

E o legal é que a água respinga em quem está no entorno, né?! Então, muita gente sentiu esse Espírito tocar, mesmo sem saber o que era. É tão valioso estar juntinho... tão bom.

Ah! E, antes de acabar, veja o cuidado de Deus nos mínimos detalhes:

Obviamente, eu perguntei pro Murilo como ele sabia que iria chover. Ele me contou que, na noite anterior ao casamento, acordou de madrugada e veio, na sua mente, a cena de chuva no casamento. Na hora ele refletiu e, segundo ele, simplesmente tinha vindo na sua cabeça todo aquele discurso.

Quando ele acordou e viu o céu... pegou o celular e escreveu novos votos, com tudo aquilo que havia sentido de madrugada. E o plano seria: discurso A para sol, discurso B para chuva. O resto você já sabe.

Olha como Deus é — esse sim — perfeito! Até do caos Ele tem controle e cuidado.

Essa história toda me fez lembrar da frase que minha avó sempre me dizia, quando eu perguntava pra ela qual era o segredo de um casamento tão perfeito quanto o dela com meu avô:

— Nem tudo são flores, minha pequena. Nem tudo são flores. Quanto antes você aprender e aceitar isso, melhor.

Fui criada pelos meus avós e tive o privilégio de assistir, de perto e diariamente, o tanto de amor que pode existir em um casamento. Por isso, esses princípios e valores sempre estiveram comigo. Quem sou hoje, carrega Nestor e Marilene comigo. Pra sempre.

E o Murilo?!

Esse é o homem que Deus escolheu para caminhar ao meu lado! Uau! Nem nos meus melhores "planos perfeitos para um marido" eu chegaria nesse nível! O Murilo sempre teve esse poder: me ensinar a ser alguém melhor, através do amor e da sua sabedoria. Com ele, eu aprendo todos os dias que podemos ter paz, mesmo em meio a atribulações, e que podemos ser felizes, mesmo em meio ao caos.

Tudo o que aconteceu no nosso casamento nos preparou para muitas das coisas que vivemos depois daquele dia, e que ainda vamos viver.

Uma delas é a experiência que conto neste livro: o explante, em si, e toda a minha jornada para me livrar dos ideais de perfeição (físicos e emocionais) entendendo, então, o nosso verdadeiro valor.

Faça o exercício de olhar ao redor, para outras áreas da sua vida. Conecte os pontos e veja que, talvez, Deus esteja falando com você de formas não tão óbvias. Olhe no espelho de novo e pergunte-se: qual é a fonte daquilo que está no seu olhar? Qual é o seu foco?

Espero que não seja "perfeição".

Vivencie este capítulo através da música:
"As It Is (In Heaven)" | Hillsong Worship

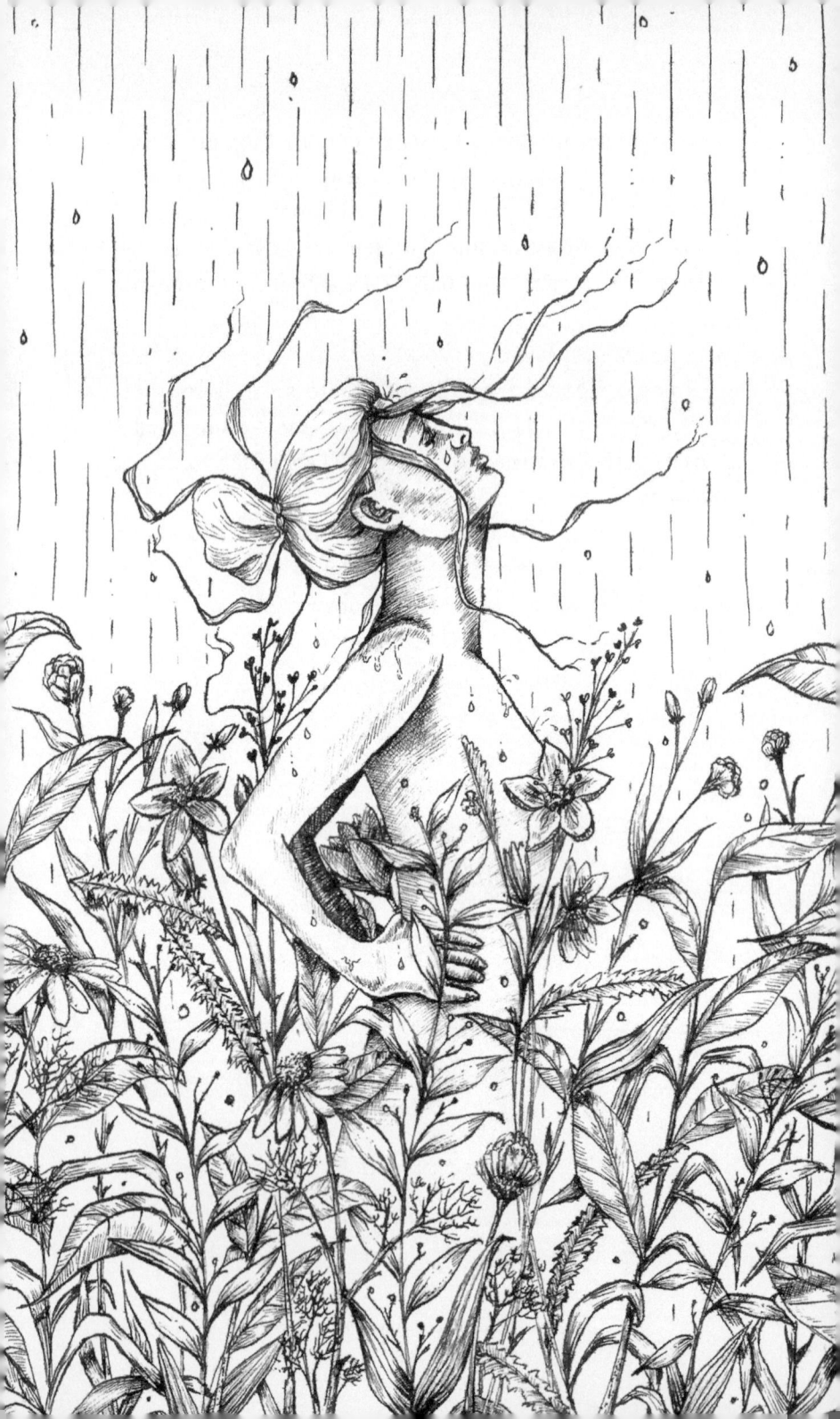

CAPÍTULO VINTE E DOIS

A FORÇA DE SER QUEM SOMOS

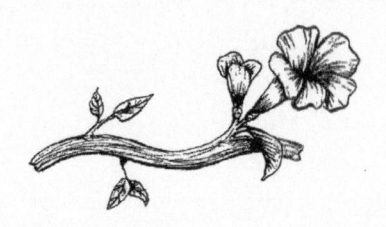

Mesmo com toda a dor de olhar no espelho, nos primeiros dias, uma coisa é fato: me senti aliviada. Por mais que seja difícil ver uma parte tão importante e feminina do corpo mutilada, cheia de pontos, enrugada e fora de lugar, estranhamente, no meio daquele choro, tinha um sentimento de alívio. De certa maneira, eu olhava para o que parecia ser um caminho de retorno para mim mesma.

Se você me perguntasse, mesmo em meio a todo aquele choro, se eu me arrependia do explante, eu diria mil vezes que não. Mesmo que fosse difícil olhar para aquele primeiro resultado pós-cirúrgico no espelho, eu conseguia ver que meu peito estava de volta. E isso me deixava bastante esperançosa. De certa maneira, aquele tamanho de peito menor era o que realmente combinava com o resto do meu corpo. E o tamanho pequeno era bem melhor para mim do que aquelas bolas grandes e pesadas que o silicone me proporcionava antes.

Então, mais uma vez, uma mistura de feio e belo ao mesmo tempo. E a esperança de que o feio seja passageiro, e de o que me aguarda seja o verdadeiro belo.

Aí é que está... O verdadeiro!

Existe uma grande força em ser como somos de verdade, na nossa essência. E creio que o pós-cirúrgico de um explante seja um lindo caminho para reencontrar essa força.

Veja que simples e, ao mesmo tempo, interessante: todo esse processo de me olhar no espelho e buscar me reconectar com as minhas verdades me fez olhar para o profundo, mas também para o superficial. Ambos são importantes, e um pode ajudar a curar o outro.

Um dos caminhos para essa reconexão foi buscar um novo processo de coloração pessoal. Eu havia feito coloração pessoal havia alguns anos. Mas confesso que não consegui aplicar os aprendizados no meu dia a dia e, na época, senti que não alterou em nada a minha vida.

Engraçado pensar que, quando fiz pela primeira vez, eu ainda tinha silicone. Eu simplesmente não conseguia me enxergar na "Primavera Brilhante" que sou.

Hoje, por mais bobo que isso possa parecer, consigo ver, com clareza, todos os pontos da minha essência que comprovam que eu sou mesmo a pessoa das cores fortes e brilhantes que minha cartela, tão alegre, retrata. De alguma maneira, no tempo em que estive doente, estive também desconectada até da minha beleza particular e superficial. É claro ver como a minha cura interna permitiu a expansão da minha beleza externa.

Agora essa busca pode ser ainda mais interessante e completa, trabalhando os aspectos externos e até superficiais, mas que fazem bastante diferença, como o da consultoria de imagem, por exemplo, que olha para todo o corpo e ajuda a escolher as roupas que o vestem melhor. Hoje, sem o silicone, eu posso entender a melhor proporção do meu corpo, as roupas que realmente têm a ver comigo, com a minha personalidade, com as minhas características físicas e pessoais. E isso... isso é poderoso. Parece pequeno e banal, mas não é.

Coincidentemente, estou em um momento de reconstruir também a minha jornada profissional. Desde que descobri sobre a Doença do Silicone, também iniciei um processo de abraçar o fato de que eu era infeliz fazendo o que fazia profissionalmente, e comecei a traçar planos para uma nova fase, com novas funções, novos aprendizados e, quem sabe, novas conquistas.

Hoje eu posso viver todas essas reconexões pelo "simples" fato de que, sem o silicone, eu tenho força e disposição para me levantar da cama e começar o dia. Tenho de volta o brilho nos olhos que não via há muitos anos. Tenho minha respiração completa. Aliás, é incrível respirar de verdade. Consigo subir e descer escadas sem ficar com a visão preta, rs. Consigo brincar com meu bebê sem precisar sentar para esperar as tonturas passarem. Também sinto a cura nos processamentos neurais. Consigo me concentrar para ler e escrever. Consigo acompanhar conversas, raciocinar direito. Consigo lembrar das coisas com mais facilidade. Consigo sentir meu corpo realmente funcionar direito. É como ter a minha vida de volta.

Ou seja, é uma transformação de dentro pra fora e de fora pra dentro. E assim segue. O explante destrava essa conexão entre nossas esferas profundas e as superficiais; e ambas são importantes.

São detalhes que, aos olhos de quem está de fora, parecem banais e pequenos. Mas todos eles podem ser transformados pelo processo de explante. Pelo processo de se redescobrir, se reconectar consigo mesma e se amar novamente.

Buscar a verdade é uma escolha pessoal e difícil. Mas não tem como passar por um explante sem refletir sobre todas as outras esferas da sua vida. É como eu disse anteriormente: explante é algo profundo. Bastante profundo. E, de novo, parece feio, mas é lindo. É lindo quando, à medida que tomamos atitudes de fé e damos pequenos passos, olhamos para trás e vemos o caminho que estamos traçando.

Hoje eu vejo muito mais valor em mim. Hoje me encontro extremamente forte com relação à sabedoria de quem sou e do meu valor. Hoje entendo, de verdade, o que significa ser "filha do Rei". Entendo mais o amor e o perdão de Deus. Sou mais realista em tudo e mais verdadeira com todos, inclusive comigo mesma. E, sim, hoje me sinto e me vejo muito mais bonita. Mesmo — ou ainda mais — com a cicatriz de um explante.

Hoje eu sei o que é, de fato, amor-próprio. Engraçado que, quando aprendemos a nos amar por completo (do caos à beleza), é também quando temos mais liberdade e facilidade de amar o próximo, seja ele do jeito que for.

É poderoso abraçar nossas dores e nossas marcas. É poderoso buscar a verdade de ser quem somos. É ainda mais poderoso quando fazemos isso em todas as camadas da vida.

Se você está se olhando hoje, no espelho, após um explante, repita comigo:

> "Eu me perdoo, acima de tudo. Eu sou livre porque eu escolhi me amar primeiro.
>
> **Respeito e abraço o tempo. Ele será meu amigo daqui pra frente.**
>
> **Respiro, plenamente (finalmente) e com fé de que, a partir de hoje, sei quem sou e o valor que tenho."**

É, enfim, **libertador** — em todos os sentidos — viver a experiência de um explante.

Tenho três músicas para você finalizar e processar este capítulo, e, se me permite, vou colocá-las na ordem para você ouvir e refletir.

Agora que você já está no finalzinho da leitura, por que não "assistir" e usar também outros sentidos para se fortalecer e acertar seu foco? Pegue o celular, o computador ou coloque na televisão, mas sinta — e veja — o poder da música:

"Jireh" | Elevation Worship & Maverick City

Foco: "I'm already loved / I'm already chosen / I know who I am / I know what You've spoken"... / "You are enough, so I am enough (so I am enough)"

"Jehovah" — Elevation Worship (feat. Chris Brown)

(Foco: cJehovah Rapha heal your body; "Jehovah Shalom be your peace"

"Praise" — Elevation Worship (feat. Brandon Lake, Chris Brown & Chandler Moore)

Foco: "My praise is a weapon; it's more than a sound"

CAPÍTULO VINTE E TRÊS

O TEMPO É AMIGO NA BUSCA POR SI MESMO

Antes de terminar este livro, preciso falar sobre a importância do tempo correto para viver um reencontro consigo mesma. De novo, eu só consigo conectar os pontos olhando em retrospectiva. E vejo que, sim, tudo fez muito sentido para que eu tivesse essa experiência aos poucos e com tanto cuidado e carinho.

Antes de engravidar, antes de saber sobre a Doença do Silicone... antes de tudo isso, na virada de 2019 para 2020, eu senti um impulso muito forte para buscar algo que eu nunca havia buscado, não sei o porquê: a vida do meu pai e tudo que tinha relação com ela. De repente, eu decidi parar tudo o que eu tinha de foco naquele momento e buscar reviver, conhecer novamente (ou pela primeira vez) meu pai. Passei dezembro quase inteiro desenterrando fotos, ligando para pessoas que eram próximas dele (algumas que eu nem conhecia, inclusive), perguntando histórias, pedindo para me contarem sobre ele. As fortalezas e fraquezas. A personalidade, o caráter, as habilidades, as paixões... tudo. Eu nunca tive coragem de fazer isso antes. E ali estava eu, com 28 anos, buscando enfim conhecer meu pai... Afinal, aquele que eu conhecia tinha sido esquecido. Você já sabe que eu perdi meu pai muito cedo, com cinco anos.

E por que será que eu senti esse impulso tão forte, do nada? De repente eu me senti forte o suficiente para abraçar aquela curiosidade. Por quê?

Eu entendi, "de uma hora pra outra", que eu precisava daquela busca profunda porque havia algo, em mim, que estava ainda incompleto: quem eu era, de onde eu vinha... Por que tenho esses traços e essas características (externas e internas)? É claro que, para mim, já era um preparo de Deus. Já era o plano.

Fui sem medo. Passei três meses imergindo em tudo o que era possível na vida que meu pai teve. E foram meses transformadores. Murilo mergulhou nessa comigo. Visitamos amigos antigos dele, de faculdade, que eu nem imaginava que existiam e que se lembravam dele, ainda, com tanto amor e carinho. Foi extremamente revelador. Eu me encontrei em tantas histórias, me vi em tantas escolhas, em tantas risadas... entendi tanto sobre mim. Entendi tudo o que meu pai era... e que ele ainda vive em mim. Até hoje, relembrando as descobertas sobre a vida incrível que ele teve e sobre a pessoa surreal que ele foi... eu não consigo segurar lágrimas, nem por alguns minutos.

E esses três meses não só me trouxeram paz, como prepararam um chão extremamente resistente para o que Deus sabia que eu iria viver nos anos seguintes: a jornada do explante.

Pode parecer que não, mas tudo... completamente tudo está conectado. E hoje é muito claro ligar esses pontos.

Sem perceber, crescendo com a ausência de um pai, eu me tornei uma menina que sempre buscou validação externa, como forma de segurança e afirmação pessoal. Essa necessidade de ser aceita, amada, vista era completamente desproporcional ao que entendemos como "normal". Conforme o tempo passou, e eu fui entrando na vida adulta, essa necessidade me colocou em situações de vulnerabilidade e perigo, como já relatei na primeira parte deste livro. Não só por isso, mas com certeza muito em função disso, eu me permiti viver muitos relacionamentos abusivos e tóxicos.

Hoje não me permito mais estar nessas relações. A maturidade chegou de uma forma muito mais profunda na minha vida, e muito sólida. Mas isso só foi possível depois de tanto olhar para mim, minha história, meus valores e minha essência.

Agora, olha só que "Deuscidência" maravilhosa. Meu pai era médico. Justo isso... a profissão que me marcou tanto nessa experiência da Doença do Silicone. Se você não pulou o capítulo treze, sabe que é muito difícil para mim encarar uma boa parte das condutas médicas que encontramos por aí hoje em dia. Durante toda essa busca sobre a essência do meu pai, eu tive a oportunidade de conversar com antigos amigos de profissão e de faculdade dele. E foi surreal. Eu descobri que meu pai era um médico que vivia o propósito da profissão na sua mais pura essência: curar e ajudar as pessoas. Eu achava que me falavam assim dele para criar uma imagem de "herói" na minha cabeça. Mas não, descobri que era real. Que meu pai era tão fascinado por ajudar, que havia saído até no jornal, certa vez, por salvar pessoas em uma enchente. Ele estava em todos os lugares que podia para auxiliar os outros... inclusive foi salva-vidas antes de se formar em medicina. Isso era da essência dele! Não sei colocar em palavras, ainda, o tanto que saber disso me fortalece para acreditar e amar o exercício da medicina. Saber que eu sou cria de uma pessoa que honrou tanto essa profissão me dá orgulho e força para seguir em frente com muita esperança sobre a causa da Doença do Silicone. E entender tudo isso me faz chorar até hoje. Com certeza, a coragem que eu tive para buscar, novamente, ajuda médica tem, como fonte, essa descoberta sobre o meu próprio pai. E isso só se tornou mais forte depois de conhecer médicos como a Dra. Fabi, o Dr. Guilherme e outros. Foi e é muito poderoso esse processo.

É impossível não ligar uma coisa com a outra. Entendo que, sem nem saber ou imaginar, eu já estava me preparando, desde 2019, para viver a jornada do explante. Eu já estava me reconectando com o meu verdadeiro eu... E Deus me remodelou, em todos os sentidos. Eu digo que, nesses anos, Ele foi adicionando ingredientes mais fortes em mim, foi construindo novo formato à minha pessoa, acrescentando uma visão mais aguçada, restaurando a minha essência e até a minha imagem. Por isso é tão importante aceitar o tempo e tudo o que vem com o passar dos dias.

E nesse tempo, quero fechar da seguinte maneira: "Lance fora todo medo" (1 Jo 4:18).

Ame-se verdadeiramente.

Olhe-se no espelho como Deus te olha. Reconheça seu valor, nem que para isso você precise cavar. Muitas vezes é mesmo quando somos fracos... Que somos fortes (2 Co 12-10).

Entenda que a verdade vem para libertar. Não há motivo para medo ou angústia. Apenas para agradecer e buscar seguir o caminho correto, uma vez que agora ele está claro e iluminado (Jo 8:32).

Saiba que você não está sozinha. Somos muitas, e damos as mãos, de verdade.

Vivencie este capítulo através das músicas:
"He Lives In You" ("Ele vive em você") | Lebo M.
"Remember" ("Lembre-se") | Hans Zimmer

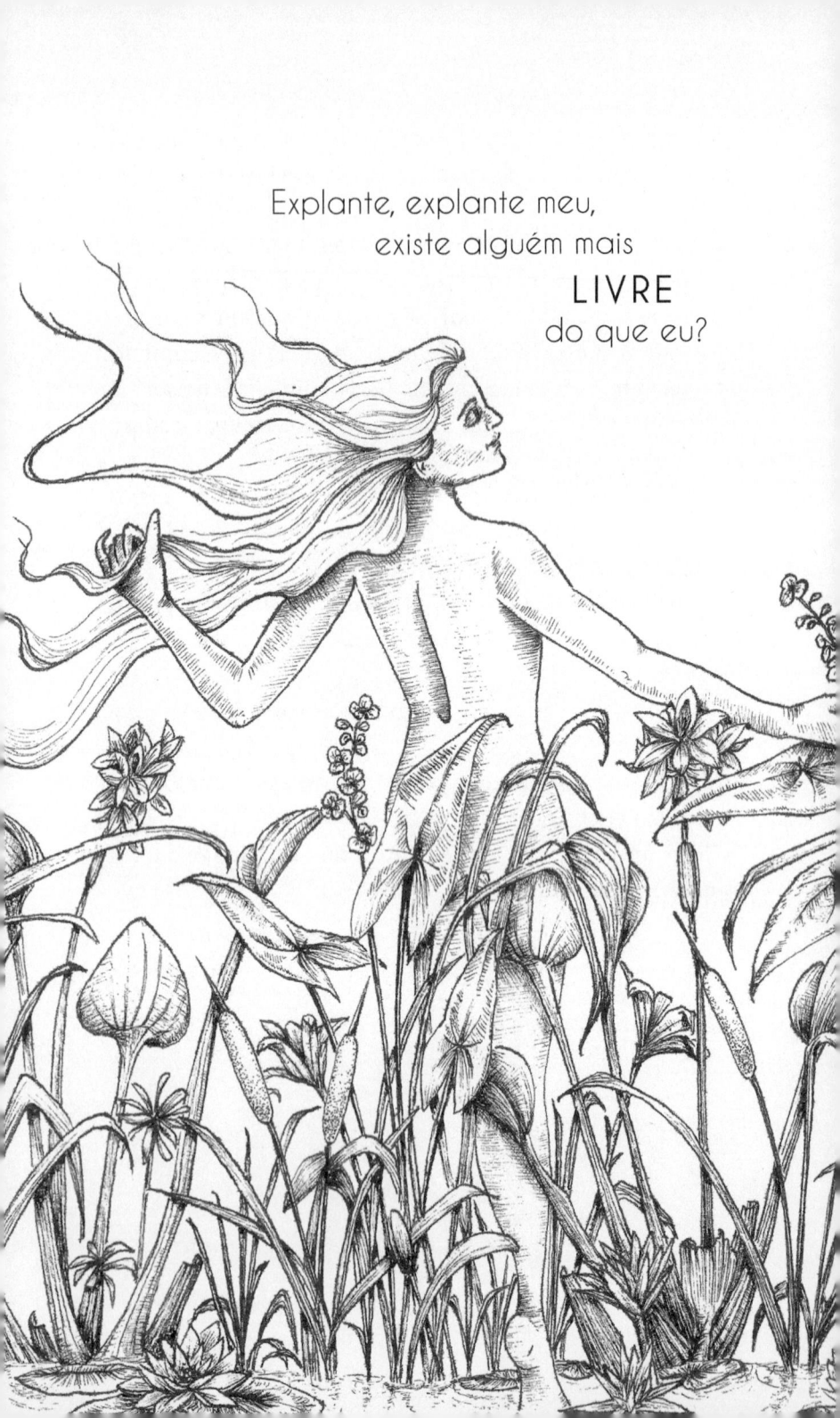

Explante, explante meu,
existe alguém mais
LIVRE
do que eu?

FONTE Adobe Garamond Pro
PAPEL Polen Natural 80 g/m²
IMPRESSÃO Meta